Best of Pflege

Mit „Best of Pflege" zeichnet Springer die besten Masterarbeiten und Dissertationen aus dem Bereich Pflege aus. Inhalte aus den etablierten Bereichen der Pflegewissenschaft, Pflegepädagogik, Pflegemanagement oder aus neuen Studienfeldern wie Health Care oder Ambient Assisted Living finden hier eine geeignete Plattform. Die mit Bestnote ausgezeichneten Arbeiten wurden durch Gutachter empfohlen und behandeln aktuelle Themen rund um den Bereich Pflege.
Die Reihe wendet sich an Praktiker und Wissenschaftler gleichermaßen und soll insbesondere auch Nachwuchswissenschaftlern Orientierung geben.

Lydia Neubert

Das Warten auf einen Heimplatz aus Sicht der Angehörigen

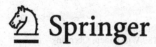

Lydia Neubert
Hamburg, Deutschland

Best of Pflege
ISBN 978-3-658-16439-3   ISBN 978-3-658-16440-9   (eBook)
DOI 10.1007/978-3-658-16440-9

Die Deutsche Nationalbibliothek verzeichnet diese Publikation in der Deutschen National-
bibliografie; detaillierte bibliografische Daten sind im Internet über http://dnb.d-nb.de abrufbar.

Gedruckt auf säurefreiem und chlorfrei gebleichtem Papier

Springer ist Teil von Springer Nature
Die eingetragene Gesellschaft ist Springer Fachmedien Wiesbaden GmbH
Die Anschrift der Gesellschaft ist: Abraham-Lincoln-Str. 46, 65189 Wiesbaden, Germany

Vorwort

von Lydia Neubert

Mein besonderer Dank gilt den acht Interviewpartnerinnen und Interviewpartnern für ihre Offenheit und ihr Vertrauen, mit mir über die Zeit des Heimübergangs ihrer Verwandten zu sprechen. Außerdem danke ich den Mitarbeiterinnen aus verschiedenen Einrichtungen der stationären wie ambulanten Altenhilfe in Bremen, Niedersachsen und Bayern, die mir den Kontakt zu den Angehörigen ihrer Heimbewohner und Klienten ermöglichten. Schließlich sei weiteren Einrichtungen in Niedersachsen und Nordrhein-Westfalen gedankt, die mir Einblick in ihre Heimeinzugskonzepte gewährten.

Inhaltsverzeichnis

Abbildungs- und Tabellenverzeichnis

Zusammenfassung

Hintergrund

Die Zeit ab der getroffenen Entscheidung, aufgrund von Hilfe- oder Pflegebedürftigkeit in eine stationäre Alten- und Pflegeeinrichtung zu ziehen, und das Ereignis des Heimeinzugs sind kritische Lebensphasen für die betroffenen älteren Menschen und ihre Familienmitglieder. Häufig hatten sie bis dahin die Versorgung und Betreuung zu Hause übernommen. Bestimmte Umstände können dazu führen, dass auf das Freiwerden eines Heimplatzes gewartet werden muss. Bisher ist in der nationalen pflegewissenschaftlichen Literatur wenig über die Wartezeit und insbesondere darüber, wie es den pflegenden Angehörigen dabei geht, bekannt. Die psychodynamischen Entwicklungen in Familien unter häuslicher Pflege nach Gröning und Kolleginnen bilden den theoretischen Bezugsrahmen dieser Thesis.

Fragestellung

Die vorliegende Arbeit geht der Frage nach, wie Angehörige die Wartezeit auf einen Heimplatz für ein pflegebedürftiges Familienmitglied erleben.

Methode

Es wurden fünf leitfadengestützte, episodische Interviews mit Angehörigen geführt, von denen entweder ein Elternteil oder der Ehepartner in eine stationäre Alten- und Pflegeeinrichtung gezogen ist. Die digital aufgezeichneten Gespräche wurden transkribiert und mittels der zusammenfassenden qualitativen Inhaltsanalyse nach Mayring analysiert.

Ergebnisse

Das Erleben der befragten Angehörigen wird in sechs Kategorien näher beschrieben (Pflegeübernahmebereitschaft und Pflegeaufgaben, Determinanten zum Beenden der häuslich-familialen Pflege, Kennzeichen der Pflegebeziehung, Gefühlswelt der Pflegenden, Alleinstellungsmerkmale der Pflegenden, Entlastung und Unterstützung der häuslich-familialen Pflege). Emotionale Konflikte in der Pflegebeziehung als auch in den, für die bisherige Versorgung hauptverantwortlichen, Angehörigen prägen die Zeit zwischen der Anmeldung der stationären Aufnahme und dem Heimeinzug. Es sind insbesondere ambivalente Gefühle und das ständige Empfinden von Unsicherheit, die sie in ihren Rollen als pflegende Angehörige in dieser Zeit herausfordern. Äußere Umstände verstärken zudem das hohe Belastungsempfinden der Angehörigen. Der gesamte Heimübergangsprozess verläuft vor dem Hintergrund dieses Konfliktpotenzials. Erscheinungen in diesem, die ausschließlich auf eine erlebte Wartezeit zurückzuführen sind, können aufgrund von Schwierigkeiten in der Samplerekrutierung nicht erklärt werden.

Schlussfolgerung

Die in den Familien geschilderte Krise erhält mit dem Heimeinzug die Chance zur Lösung. Ein gelungener Heimübergangsprozess kann dazu beitragen, die erlebten Konflikte zu bewältigen. Tritt nach dem Heimeinzug für die Angehörigen die erhoffte Erleichterung ein, erleichtert es ihnen den Weg in ihre neue Rolle als Angehörige eines Heimbewohners. Dafür ist sowohl vor dem Ereignis der Heimaufnahme als auch in der Zeit danach professionelle Begleitung von Nöten. Als Handlungsempfehlung für die Praxis wird hierzu der Einsatz von Transitionsbegleitern vorgeschlagen.

Abstract

Background

The time from having made the decision to move to a long-term care facility because of being in need for help or care, and the ongoing of the actual transition are critical events in the life-course for elderly people and their relatives. The relatives often have been taking over the provision of care up until this point. Certain factors may lead to a period of waiting for an available bed in a nursing home. Little is known about this period of waiting from the international literature in nursing science, especially about the feelings and experiences of caring relatives. The psychodynamic developments in families under home-care according to Gröning and colleagues are the underlying theoretical framework of this thesis.

Research question

This thesis examines the question how relatives experience the period of waiting for a place in a nursing home for a family member in need of care.

Methods

Five guided, episodic interviews were conducted with relatives of whom either a parent or a spouse had moved to a long-term care facility. The digitally recorded interviews were transcribed and analysed, using the summarizing qualitative content analysis according to Mayring.

Results

The experience of the interviewed relatives is specified in six categories (willingness to take over care and care tasks, determinants for ending familial home-care, indicators of the care relation, relatives scope of emotions, unique characteristics of the caring persons, relief and support of familial home-care). Emotional conflicts within the care relation and within the caring relatives themselves characterize the time from the application to stationary long-term care and the move to a nursing home. Especially ambivalent emotions and the constant experience of insecurity challenge them in their role as caring relatives. External circumstances intensify the relatives' feeling of a burden. The whole process of transition to a nursing home proceeds against the background of this conflict potential. Due to difficulties with recruitment of the study sample, phenomena within this process which are exclusively attributed to the period of waiting cannot be explained.

Conclusions

The described crisis within the families gets the chance of denouement with the transition to long-term care. A successful process of transition may contribute to coping with the experienced conflicts. When the hope for relief manifests itself for the relatives after the move to a nursing home, it eases their path towards their new role as relatives of a person living in a long-term care facility. On that account, professional support is needed before as well as after the event of transition to a nursing home. The assignment of transition-companions is introduced as practical guidance.

Einleitung

Wenn ein älterer Mensch hilfe- oder gar pflegebedürftig wird und die Fragen im Raum stehen, wie und durch wen seine Betreuung und Versorgung gewährleistet werden soll, stehen den betroffenen Familien besondere Herausforderungen bevor. Nach dem Elften Sozialgesetzbuch (SGB XI) galten für das Jahresende 2011 in Deutschland 2,5 Millionen Menschen als pflegebedürftig (Statistisches Bundesamt 2013, S. 5ff.). Die Mehrheit (65 %) waren Frauen, 83 % der Pflegebedürftigen waren älter als 65 Jahre und 36 % waren älter als 85 Jahre. Die meisten älteren Menschen wünschen sich, so lange wie möglich in der vertrauten Umgebung, den eigenen vier Wänden, leben zu können, und zwar auch dann, wenn Krankheit, Hilfe- und Pflegebedürftigkeit eingetreten sind (BMFSFJ 2013, S. 9; Spangenberg et al. 2013, S. 255). Auch pflegende Angehörige, beispielsweise von an Demenz erkrankten Familienmitgliedern, schließen weitgehend einen Pflegeheimeintritt aus (Schäufele et al. 2008, S. 134). Ein Blick auf die Versorgungsart in der amtlichen Statistik zeigt, dass Zweidrittel (1,86 Mio. oder 71 %) der pflegebedürftigen Menschen zu Hause leben und entweder allein von ihren Familienangehörigen oder durch ambulante Pflegedienste oder durch eine Kombination aus beidem betreut werden. Das übrige Drittel (764 000 Personen oder 29 %) wird zum Erfassungszeitpunkt vollstationär in Pflegeheimen versorgt (Statistisches Bundesamt 2015, S. 5ff.).

Die Gründe, wann und warum es dennoch zur Übersiedlung in eine vollstationäre Pflegeeinrichtung der Altenhilfe kommen kann, sind vielfältig (Schneekloth & von Törne 2007, S. 99). In den meisten Fällen scheinen zwei Komponenten eine überragende Rolle zu spielen: die Verschlechterung des Gesundheitszustandes bzw. der Pflegebedürftigkeit der zu versorgenden Person oder das Zusammenbrechen des bisherigen Hilfesystems bzw. häuslichen Pflegearrangements. Beide Faktoren können sich wechselseitig bedingen, aber auch getrennt voneinander auftreten (Heinemann-Knoch et al. 2008, S. 168). Schwere kognitive Beeinträchtigungen – wie im Zuge einer demenziellen Erkrankung – des älteren Menschen und somatische Erkrankungen mit starken funktionellen Einbußen erschweren nachweislich die tägliche, selbständige Lebensführung und begründen in vielen Fällen Heimaufnahmen, wenn gleichzeitig keine oder unzureichende Unterstützungsformen und Hilfen bestehen (Luppa et al. 2010, S. 34). Des Weiteren spielen neben anderen Faktoren das Alter und Geschlecht der älteren Menschen, vorangegangene Aufenthalte in einer stationären Pflegeeinrichtung als auch Krankenhausaufenthalte oder Polymedikation eine Rolle (Luppa et al. 2010, S. 34). Auf der anderen Seite können eigene Erkrankungen und ein damit verbundener Ausfall der familialen Pflegeperson die Pflegesituation ins Wanken bringen. Signifikante Prädiktoren für ein instabiles Versorgungsarrangement in der häuslichen Betreuung von Menschen mit Demenz sind nach Schäufele et al. (2008, S. 136) eine männliche Hauptpflegeperson, keine oder eine als gering wahrgenommene Unterstützung in der Rolle der Pflegenden sowie eine hohe subjektive Belastung der Hauptpflegeperson. Weitere Gründe zur Aufgabe der häuslichen Pflege können zudem außerhalb der Pflegekonstellation zwischen dem zu Pflegenden und der oder dem Pflegenden[1] liegen. Auch sind finanzielle Überlegungen oder umweltbedingte Faktoren wie bspw. eine der Pflegebedürftigkeit nicht angepasste Wohnsituation nicht zu vernachlässigen und beeinflussen ebenfalls die Entscheidung.

Auch wenn die Ausgangssituation vor einer Heimübersiedlung an dieser Stelle nur skizziert dargestellt ist, zeigt sich, dass sie wohl in den wenigsten Fällen einfach, sondern vielmehr komplex gestaltet ist und sämtliche Facetten im Leben der Familienmitglieder berührt. Dementsprechend ist es nachvollziehbar, dass die Entscheidungsfindung auf die Frage „Heimunterbringung – ja oder nein" und der Heimeinzug selbst kritische Lebensereignisse für die betroffenen älteren Menschen und ihre Familien darstellen (von Hoff et al. 2005, S. 3; Planer 2011, S. 6; Riedl et al. 2011, S. 299).

Sind die Entscheidung für einen Umzug und die Wahl für eine stationäre Einrichtung der Altenhilfe gefallen, vergeht – außer bei direkten Verläufen, in denen die Heimunterbringung beispielsweise nahtlos einem Krankenhausaufenthalt folgt – bis zum tatsächlichen Heimeinzug naturgemäß noch etwas Zeit. Hierfür kann zum Beispiel ursächlich sein, dass je nach Belegungssituation der Einrichtung und Zimmerwunsch des zukünftigen Bewohners der Heimplatz noch nicht zu beziehen ist. Aber auch wenn die Wunscheinrichtung freie Wohnplätze vorhält, nimmt die Übersiedlung allein aus organisatorischen Gründen meistens noch Zeit in Anspruch.

Von in der Altenhilfe tätigen Pflegekräften kannte die Autorin zudem Erzählungen, dass angemeldete Heimplätze beim Freiwerden desselben spontan abgelehnt werden, auch wenn die Anmeldung als sehr dringlich erfolgte. Diese Beobachtung liefert die Beweggründe dafür, das Phänomen *Wartezeit* und dabei vor allem das subjektive Erleben der pflegenden Angehörigen in dieser Zeit näher zu betrachten. Was bewegt die Angehörigen dazu, ihre Entscheidung womöglich

---

[1] Die vorliegende Forschungsarbeit berücksichtigt eine sprachliche Gleichbehandlung der Geschlechter. Folgend wird sowohl die weibliche als auch die männliche Schreibweise für Personen benutzt, sofern diese nicht durch einen geschlechtsneutralen Ausdruck zu bezeichnen sind oder das tatsächliche Geschlecht gemeint ist.

wieder zurückzuziehen? Zuvor stellt sich die Frage, was sie generell in dieser Zeit empfinden, die mit der getroffenen Entscheidung und den eingeleiteten Schritten zur Heimaufnahme beginnt und bis zum Heimeinzug des Familienmitglieds andauert? Welche spezifischen emotionalen Probleme treten in dieser Zeit möglicherweise auf? Welche Ressourcen haben sie selbst zur Bewältigung und wie können sie dabei unterstützt werden?

Bisher ist in der Literatur wenig über diese *Zeit des Wartens* und insbesondere darüber, wie es den pflegenden Angehörigen dabei geht, bekannt. Über den angestrebten pflegewissenschaftlichen Erkenntnisgewinn hinaus, der in den subjektiven Sichtweisen der Betroffenen hinsichtlich der erlebten Wartezeit liegt, sollen für die pflegerische Praxis mögliche Unterstützungsmöglichkeiten identifiziert werden, die dazu beitragen können, die Zeit zwischen Anmeldung und Umzug für die Betroffenen positiv(er) zu gestalten.

Dem Forschungsvorhaben liegt daher die **Fragestellung** nach dem Erleben von Angehörigen während der Wartezeit auf einen Wohnplatz in einer stationären Langzeitpflegeeinrichtung zu Grunde. Die Wartezeit wird als die Zeit definiert, die von der gefällten Entscheidung mit Anmeldung und Zusage eines Heimplatzes bis zum Tag des Heimeinzugs verbracht wird.[2] Die Zielgruppe der Untersuchung sind Familienangehörige, die einen auf Hilfe oder Pflege angewiesenen Verwandten zu Hause versorgt haben, bevor dieser in eine Einrichtung der stationären Altenhilfe zieht oder kürzlich gezogen ist. Die Merkmale ihrer Situation werden angesichts empirischer Faktoren näher beschrieben. Da der Fokus dabei im besonderen Maße auf den erlebten Emotionen der Zielgruppe liegt, wird das Erleben der Angehörigen vor dem Hintergrund individueller psychologischer sowie familiendynamischer Prozesse beleuchtet. Sowohl der empirische Hintergrund als auch die an der Tiefenpsychologie orientierte Betrachtung des theoretischen Bezugsrahmens dienen als Erklärungsansatz der Ergebnisse innerhalb dieser Untersuchung. Neben einer möglichen Antwort auf die Frage nach dem Erleben der Angehörigen, wenn ein Verwandter in eine Pflegeeinrichtung umzieht, ist es Ziel der vorliegenden Arbeit, potentielle Interventionsoptionen abzuleiten, wenn sich besondere Belastungen der Angehörigen mit noch nicht ausreichend begegneten Unterstützungsbedarfen feststellen lassen.

---

[2] Wenn auch die Zeit zwischen Anmeldung und Umzug nicht in allen Fällen mit dem bloßen Warten verbracht wird, sondern zudem mit organisatorischen und bürokratischen Aufgaben gefüllt ist, wird überwiegend der Terminus der Wartezeit mit dem beschriebenen Verständnis in dieser Arbeit benutzt.

Aufbau der Arbeit

Den einleitenden Worten schließt sich im **ersten Kapitel** die Beschreibung der empirischen Hintergrundfaktoren und des theoretischen Modells zur häuslichen Pflege und familialen Entwicklung an. Der empirische Hintergrund bringt die objektive und subjektive Lage pflegender Angehöriger näher. Zur Entwicklung des theoretischen Bezugsrahmens werden auf die psychologisch-fundierten Überlegungen zur familialen Entwicklung unter häuslicher Pflege nach Gröning und Kolleginnen (2004) zurückgegriffen. Kapitel 1 schließt damit, die empirischen Hintergrundfaktoren und das Modell zur häuslichen Pflege und familialen Entwicklung zusammenzuführen. **Kapitel 2** legt den Forschungsstand zum Thema dar. Dabei liegt der Schwerpunkt auf dem Erleben von pflegenden Angehörigen während des gesamten Heimübergangsprozesses eines Verwandten als auch vor dem Hintergrund des Phänomens der Wartezeit. Das **dritte Kapitel** beschreibt die gewählte Methodik zur Umsetzung des Forschungsvorhabens, welche vom Finden der Forschungsfrage bis hin zu den Methoden der Datenerhebung (leitfadengestützte, episodische Interviews) und Datenauswertung (zusammenfassende, qualitative Inhaltsanalyse nach Mayring) reicht. **Kapitel 4** beleuchtet die zu berücksichtigenden ethischen Aspekte und Datenschutzbestimmungen der Untersuchung. Das **fünfte Kapitel** gibt die Ergebnisse des Forschungsvorhabens wieder. Das erhaltene Kategoriensystem umfasst sechs Kategorien, die das Erleben von pflegenden Angehörigen in der Zeit zwischen Anmeldung eines Heimplatzes und Heimaufnahme beschreiben. Die Kategorien sind überschrieben mit den Titeln „Pflegeübernahmebereitschaft und Pflegeaufgaben", „Determinanten zum Beenden der häuslich-familialen Pflege", „Kennzeichen der Pflegebeziehung", „Gefühlswelt der Pflegenden", „Alleinstellungsmerkmale der Pflegenden" und „Entlastung und Unterstützung der häuslich-familialen Pflege". In **Kapitel 6** werden zum einen die verwendeten Methoden und zum anderen die erhaltenen Ergebnisse unter Rückgriff auf die empirischen Daten zur Lage von pflegenden Angehörigen, den theoretischen Rahmen und Forschungsstand diskutiert. **Kapitel 7** zeigt zunächst bereits existierende Möglichkeiten für die Unterstützung und Begleitung von Angehörigen auf, wenn ein Verwandter in eine stationäre Pflegeeinrichtung zieht. Aufgrund von nicht gedecktem Unterstützungsbedarf der Zielgruppe werden daraufhin Handlungsempfehlungen für die Akteure im Setting der stationären Altenhilfe mit einer eigens entwickelten Idee abgeleitet und vorgestellt. Abschließend zieht **Kapitel 8** ein Fazit, indem die zentralen Ergebnisse zusammengefasst und den zuvor formulierten Handlungsempfehlungen gegenübergestellt werden, bevor es in einem Ausblick auf weitere Forschungsaktivitäten mündet.

1 Empirischer Hintergrund und theoretischer Bezugsrahmen

Wie eingangs beschrieben ist es Inhalt der Arbeit, das Phänomen Wartezeit und dabei das subjektive Erleben derjenigen Angehörigen zu untersuchen, die die hauptsächliche Pflegeverantwortung für das auf Hilfe angewiesene Familienmitglied tragen. Es liegt die Vermutung zu Grunde, dass die empirisch beobachtbare Wartezeit vor einem Heimeinzug einen entscheidenden Einschnitt im Leben der betroffenen Familien markiert. Der erste Teil des folgenden Kapitels klärt zunächst, wer die betroffenen Menschen sind und wodurch ihre Situation im Rahmen der in Familien erbrachten Pflege gekennzeichnet ist.

1.1 Objektive Last und subjektive Belastung von pflegenden Angehörigen

Aus nationalen statistischen Erhebungen wie der jüngsten Pflegestatistik von 2013 (Statistisches Bundesamt 2015) oder Daten aus der Sozialen Pflegeversicherung (BMG 2014), die Aufschluss über die Zahl der Leistungsempfänger nach dem SGB XI geben, kann die Zahl der pflegenden Angehörigen[3] in Deutschland abgeleitet werden. Von den mehr als zwei Drittel (71 % bzw. 1,86 Millionen) aller Pflegebedürftigen, die zu Hause versorgt werden, beziehen laut Pflegestatistik 1 246 000 Pflegebedürftige ausschließlich Pflegegeld (Statistisches Bundesamt 2015, S. 7). Einer Statistik des Bundesministeriums für Gesundheit folgend beträgt die Zahl der Pflegegeldempfänger 1 148 866 Menschen für das Jahr 2013 (BMG 2014, o. S.). Für die Empfänger von Pflegegeld kann vermutet werden, dass Familienangehörige oder familiennahe Personen die Pflege und Betreuung zu Hause in unterschiedlichem Ausmaß erbringen. Ein erweiterter Blick auf den Personenkreis, der Kombinationsleistungen[4] in Anspruch nimmt, erlaubt den Schluss, dass für das Jahr 2012 den 1,59 Millionen pflegebedürftigen und zu Hause lebenden Menschen in Deutschland circa 4 Millionen, also mehr als doppelt so viele, Pflegepersonen gegenüberstanden (Rothgang et al. 2014, S. 110). Auch wenn nach diesen Angaben das häusliche Pflegearrangement von mehreren Per-

---

[3] Weitere gebräuchliche, teilweise vom Kontext abhängige Begriffe für die Gruppe der pflegenden Angehörigen sind: nicht professionell oder informell Pflegende, private oder familiale Pflegepersonen, Familienpflege. Der Tatsache, dass zunehmend mehr informell Pflegende nicht aus dem familiären Umfeld stammen, sondern Freunde, Nachbarn, Bekannte etc. einschließen (vgl. Schneekloth 2008, S. 77), wird der hier vorwiegend verwendete Begriff der pflegenden Angehörigen streng genommen nicht gerecht. Für die vorliegende Arbeit ist er damit begründet, dass die Interviewpartner der durchgeführten Untersuchung aus der Verwandtschaft ersten Grades stammen und in unterschiedlichem Ausmaß die häusliche Pflege und Betreuung vor dem Heimeinzug erbrachten.

[4] Die gleichzeitige Inanspruchnahme von Pflegegeld und Pflegesachleistungen wird sozialrechtlich als Kombinationsleistung bezeichnet (§ 38 SGB XI). Nach dem SGB XI sind dies pflegebedürftige Leistungsempfänger, die sowohl von Personen aus der Familie betreut werden (informelle Pflege) als auch Unterstützung durch ambulante oder teilstationäre Angebote erhalten (formelle Pflege).

sonen getragen wird, gibt es zumeist eine „Hauptpflegeperson" aus der Reihe der nächsten Angehörigen (Schneekloth 2008, S. 77). Nach der Infratest-Repräsentativerhebung von 2002 ist diese bei verheirateten Pflegebedürftigen der Ehepartner und bei älteren verwitweten Menschen sind es die eigenen Kinder. Da der Großteil der informell Pflegenden weiblich ist, sind die privaten Hauptpflegepersonen meist die Ehefrauen und Töchter (Schneekloth 2008, S. 79). Wenn Töchter die Pflegeverantwortung für einen ihrer Elternteile übernehmen und eine eigene Familie haben, stehen ihnen vielmehr die eigenen Kinder als die Ehemänner bei der Bewältigung der Pflege zur Seite (Gröning et al. 2004, S. 94). Die Mehrheit der informell Pflegenden ist 55 Jahre und älter, das Durchschnittsalter beträgt 59 Jahre (Schneekloth 2008, S. 79).

Bis sie selbst pflegende Angehörige werden verstehen Familienmitglieder unter der Pflege oftmals eine eher körperliche Unterstützung und insbesondere Demenzerkrankungen des älteren Verwandten können die Familie unvorbereitet treffen (Gröning et al. 2004, S. 93). Die Pflege zu übernehmen, ist (insbesondere) für pflegende Frauen selbstverständlich. Eine bewusste und selbstreflektierte Entscheidung zur Übernahme der Pflege kann in den meisten Fällen nicht getroffen werden, denn Erkrankungsverläufe und damit verbundene Unterstützungsaufwände bzw. Pflegezeiten sind nur schwer einzuschätzen. So sind es vornehmlich gesellschaftlich geprägte Beweggründe sowie eigene Norm- und Wertvorstellungen, die die Entscheidung zur Pflegeübernahme beeinflussen (Gröning et al. 2004, S. 93f.).

Die Übernahme der Pflege zu Hause ist ein bedeutender Einschnitt in die eigene Lebensplanung und beansprucht in hohem Maße zeitliche Kapazitäten. Der durchschnittliche Aufwand für Hilfe, Pflege und Beaufsichtigung wird bei kognitiv beeinträchtigten Pflegebedürftigen mit 39,7 Wochenstunden und bei nicht kognitiv beeinträchtigten Pflegebedürftigen mit 33,7 Wochenstunden angegeben (Schneekloth 2008, S. 80). Familiäre Pflege ist somit dem Stundenvolumen einer Vollzeitbeschäftigung gleichzusetzen. Hinzukommt, dass der Großteil aller Pflegebedürftigen in unmittelbarer Nähe zur Hauptpflegeperson wohnt (62 % leben im selben Haushalt, 8 % im selben Haus und 14 % bzw. 5 % bis zu zehn bzw. 30 Minuten entfernt). Leben Pflegebedürftige alleine, also nicht im Haushalt der Hauptpflegeperson, wohnen noch immer 20 % im selben Haus, 37 % sind bis zu zehn Minuten und 14 % bis zu 30 Minuten voneinander entfernt (Schneekloth 2008, S. 78). Je unterstützungsbedürftiger ein älterer Mensch ist, insbesondere wenn dieser an Demenz erkrankt ist, und je belasteter sich ein pflegender Angehöriger fühlt, desto geringer ist das Ausmaß der Erwerbsbeteiligung (Mayer 2006, S. 27). Auch wenn sich die Vereinbarkeit von Erwerbstätigkeit und familialer Pflege für informell Pflegende im erwerbsfähigen Alter tendenziell verbessert hat, kann die Doppelbelastung dennoch nicht in jedem Fall hinreichend kompensiert werden und beispielsweise zur Reduktion oder Aufgabe der Berufstätigkeit zu Gunsten der Pflege führen (Schneekloth 2008, S. 81; Gröning et al. 2004, S. 94).

Zu den Herausforderungen, die der familialen Versorgung und Betreuung eines pflegebedürftigen Angehörigen innewohnen können, existieren zahlreiche Untersuchungen, die – oftmals aus einer belastungs- und stressorientierten Blickrichtung kommend – die Konsequenzen sowie den Umgang mit den Belastungen thematisieren. Häufig sind pflegende Angehörige von Menschen mit Erkrankungen aus dem demenziellen Formenkreis die Zielgruppe vieler Autoren.

Die große Gruppe der pflegenden Angehörigen in Deutschland fühlt sich gemeinhin als subjektiv sehr stark belastet, was verschiedene Untersuchungen bestätigen (Gröning et al. 2004, S. 94; Kurz & Wilz 2011, S. 336). Signifikante Prädiktoren für das subjektiv hohe Belastungsempfinden sind die Betreuung von kognitiv beeinträchtigten Pflegebedürftigen mit nächtlichem Hilfebedarf, die Schwere der körperlichen Beeinträchtigung des Pflegebedürftigen, Defizite in der Hilfsmittelversorgung, die „Rund-um-die-Uhr"-Verfügbarkeit und das Innehaben und Fortsetzen einer Erwerbstätigkeit (Schneekloth 2008, S. 89; Gröning et al. 2004, S. 94). Auch Kurz & Wilz (2011, S. 336) benennen bedeutsame Stressfaktoren wie die „Kontextbedingungen der Pflegesituation, die Symptome der Krankheit, die vielfältigen Aufgaben der Versorgung, der Wandel der persönlichen Beziehung und die Einschränkungen der eigenen Lebensvollzüge".

Die daraus resultierenden Belastungen umspannen alle Dimensionen des menschlichen Seins. Sie reichen von körperlichen Anstrengungen, über psychische Belastungen bis hin zu sozialen Einschränkungen. Erschöpfungssymptome und Erkrankungen des muskuloskelettalen Systems, Herz- und Magenbeschwerden sind exemplarisch zu nennende körperliche Erscheinungen (Adler et al. 1996, S. 148; Gräßel 1998, S. 60). Häufig zu beobachten sind des Weiteren Depressionen bei weiblichen Pflegepersonen und bei Pflegenden von Menschen mit demenziellen Erkrankungen (Adler et al. 1996, S. 148; Pinquart & Sörensen 2003, S. 112; Pinquart & Sörensen 2006, S. 36f.), was mit einer erhöhten Einnahme von Psychopharmaka einhergehen kann (Adler et al. 1996, S. 146; Gräßel 1998, S. 58). Mit zunehmender Pflegedauer und steigendem Pflegebedarf engt sich die Lebenswelt der Pflegenden ein, außerfamiliäre Sozialkontakte und Freizeitaktivitäten reduzieren sich und können die soziale Isolation zur Folge haben (Gröning et al. 2004, S. 95; Deutmeyr 2006, S. 13). Mit Blick auf das Familienverhältnis fällt auf, dass Lebenspartner eine höhere Belastung durch die Pflege und eine schlechtere Lebensqualität als andere Verwandte wie die Kinder und Schwiegerkinder oder Angehörige zweiten Grades und weitere informelle Helfer oder Helferinnen aufweisen. Ursächlich für die erhöhte Pflegebelastung der Ehepartner sind unter anderem Verhaltensauffälligkeiten der zu pflegenden Person, die fehlende soziale Unterstützung und eigene gesundheitliche Probleme (Kofahl et al. 2007, S. 211).

Konflikte mit der zu betreuenden Person, wenn sie sich beispielsweise kontrolliert fühlt, führen ebenfalls zu Belastungen der Pflegeperson und können in ihr Aggression, das Gefühl des Scheiterns und Unsicherheit auslösen (Gröning et al. 2004, S. 94). Zudem kann es neben diesen in der Pflegebeziehung auftretenden Konflikten auch zu Konflikten in der Familie kommen. Zu Beginn der Pflege treten Konflikte in erster Linie mit den Geschwistern der Pflegepersonen auf, beispielsweise indem sich die Geschwister der sogenannten Herkunftsfamilie der Pflegeverantwortung entziehen. Handelt es sich um pflegende Frauen, können sich im Laufe der Zeit zusätzlich Konflikte mit den Ehemännern und Schuld- und Versagensgefühle gegenüber den eigenen Kindern entwickeln (Gröning et al. 2004, S. 94).

Bedeutsam hinsichtlich des jeweiligen subjektiven Belastungsempfindens sind die Fähigkeiten der pflegenden Angehörigen, mit Problemen umzugehen, ihre Einstellung gegenüber der angenommenen Rolle als Pflegeperson, ihre subjektive Bewertung der Krankheitssymptome des zu Pflegenden sowie das Ausmaß an Unterstützung, die sie erhalten (Kurz & Wilz 2011, S. 336). Das Wissen um formelle Unterstützungsangebote und die Inanspruchnahme von Pflegediensten, Tages- oder Kurzzeitpflege sowie von Angeboten für Angehörige wie Selbsthilfegruppen ist unterschiedlich. Familiale Pflegepersonen, die auch professionelle Hilfsdienste beanspruchen, bekunden indes Versorgungslücken und haben klare Vorstellungen hinsichtlich weiterer entlastender Angebote (Gröning et al. 2004, S. 95f.).

Neben den Negativaspekten im Sinne der objektiven und subjektiven Belastungen der familiär Pflegenden, die in der Auseinandersetzung mit dem Themenfeld pflegender Angehöriger in weitem Umfang existieren und ausreichend untersucht scheinen, dürfen aber auch positive Aspekte in häuslichen Pflegekonstellationen nicht vergessen werden. Beispielhaft zu nennen sind das Persönlichkeitswachstum von Angehörigen oder der Zugewinn an Lebenssinn im Rahmen der Pflegeübernahme (Leipold et al. 2006, S. 228; Lubitz 2010, S. 40; Noonan et al. 1999, S. 17).

Nach der Darlegung der empirischen Merkmale von Menschen, die ein Familienmitglied in der Häuslichkeit pflegen, dient der zweite Teil dieses Kapitels zur Darstellung des theoretischen Gerüsts. Mit diesem sollen die erlebten Emotionen der

Zielgruppe während des Wartens auf einen Heimplatz beschrieben und erklärt werden. Daher sollte ein Modell gewählt werden, in dessen Zentrum die psychologischen Prozesse und Gefühle von pflegenden Angehörigen stehen. Der im Folgenden vorgestellte theoretische Bezugsrahmen ist aus den Untersuchungen zur häuslichen Pflege und familialen Entwicklung der Bielefelder Forscherin Katharina Gröning und ihren Kolleginnen abgeleitet.

1.2 Häusliche Pflege und familiale Entwicklung nach Gröning und Kolleginnen

Um die Hintergründe von zu beobachtenden psychischen Prozessen bei pflegenden Angehörigen differenzierter abbilden und verstehen zu können, werden zwei Veröffentlichungen (Gröning 2002 & Gröning et al. 2004) aus den zahlreichen Publikationen zum Forschungsschwerpunkt der Untersuchergruppe um Gröning herangezogen. Die habilitierte Erziehungswissenschaftlerin und Supervisorin Katharina Gröning und ihre Bielefelder Kolleginnen sehen **häusliche Pflege als familiale Entwicklungsaufgabe.** Im Rahmen einer explorativen Studie interviewten sie im Jahr 2000 mehrere pflegende Frauen mit dem Ziel, die spezifische Situation von weiblichen Pflegenden im Kontext familialer Beziehungen zu evaluieren. Ausgehend von den Forschungsfragen der Untersucherinnen lagen die Schwerpunkte dabei zum ersten in der Übernahme und personalen Aufteilung der Pflegeverantwortung und zweitens auf der Betrachtung von Veränderungen im familialen System mit Blick auf die Generationenbeziehungen. Des Weiteren standen die Motivation und das Selbstverständnis der weiblichen, pflegenden Angehörigen sowie das Erfahren von möglichen Problem- und Konfliktkonstellationen in der Familie im Fokus des Interesses (Gröning et al. 2004, S. 17 und S. 88). Der hierzu verwendete Hypothesenrahmen der Forscherinnen begründet tiefen- und entwicklungspsychologische Prozesse in Familien, wenn diese Angehörige pflegen, und zeigt mitunter verschiedene Emotionen bei den Pflegenden und zu Pflegenden auf. Damit nehmen die Forscherinnen einen Ansatz ein, der theoretisch der Tiefenpsychologie und darin psychodynamischen Abläufen innerhalb von und zwischen mehreren Individuen zu zuordnen ist. Die Überlegungen der qualitativen Bielefelder Untersuchung sind Grundlage für den theoretischen Rahmen der vorliegenden Arbeit und werden im Folgenden erklärt.

Häusliche Pflege wird häufig vor dem Hintergrund eines Belastungs- oder Modernisierungsdiskurses gesehen, was nach Gröning lediglich einen zweiseitigen Blick auf die familiale Pflege wirft und damit zu kurz greift. „Die Botschaft des Belastungsdiskurses ist, dass die Verantwortung für die alten Eltern das eigene Leben zerstört, die Botschaft des Modernisierungsdiskurses ist, dass die Familie zunehmend weniger in der Lage ist, die Pflege und Verantwortung für die Alten zu übernehmen" (Gröning 2002, S. 600). Ergebnis ihrer Untersuchung war, dass diese beiden Varianten nur teilweise der Realität der pflegenden Familien entsprechen. Für Gröning (2002, S. 601) wird die familiale Pflege alter Menschen vielmehr unter dem **Wiederaufleben infantiler Konflikte**, bei **weiblicher Selbstüberforderung und gleichzeitiger männlicher Distanziertheit** sowie im Kontext spezieller **horizontaler und vertikaler Familiendynamiken** erbracht. Die genannten Phänomene werden in den nächsten Abschnitten näher beschrieben.

Die Übernahme der Pflege eines Angehörigen ist ein erheblicher Einschnitt in das bisherige Familiengefüge. Zum ersten trifft die neue Rolle als Pflegeperson mit ihren Anforderungen und möglichen Konflikten unvorbereitet auf dasjenige Familienmitglied, welches die Pflegeaufgabe annimmt (Gröning et al. 2004, S. 45). Kennzeichnend zum zweiten ist, dass sich einhergehend mit der Pflegeübernahme die bisherigen Rollen der einzelnen und die Beziehungen zwischen den Familienmitgliedern verändern, was eine Neugestaltung der Beziehungen erfordert und **Triangulation** genannt wird (Gröning et al. 2004, S. 45). Triangulationsprozesse bei häuslicher Pflege lassen **ambivalente Eltern-Kind-Rollen** aufleben. Mit dem Blick auf die Eltern-Kind-Verbindung werden der weiblichen Pflegeperson drei Rollen zugesprochen. Zum einen ist sie das Kind ihrer Eltern, zum zweiten wird sie zur *Mutter* des zu Pflegenden und drittens vermittelt sie zwischen den Generationen, wenn sie gleichzeitig Mutter eigener Kinder ist.

Die „Pflegedyade", die Zweierbeziehung aus Pflegender und zu Pflegendem, kann sich in bestimmten Aspekten typischen Merkmalen von **verstrickten oder losgelösten/isolierten Familien** ähneln (Gröning et al. 2004, S. 46f.). Der verstrickte Familientyp grenzt sich stark von der Außenwelt ab, die Pflegeperson und der pflegebedürftige Mensch führen innerhalb des Familiengefüges eine stark aufeinander fixierte und symbiotische Beziehung. Zunächst zeichnen sich derartige Gefüge durch einen starken Verbund untereinander aus, dennoch kann es innerhalb des Familiensystems zu Problemen in der Triangulation kommen. Dies ist beispielsweise dann der Fall, wenn der zu integrierende alte Mensch negativ (z. B. als „Sündenbock") deklariert wird. Verstrickte Familien scheuen die Auseinandersetzung mit der eigenen momentanen Situation und mit Konflikten. Die Pflegesituation erhält zwar die volle Aufmerksamkeit und doch werden bei belasteter Pflege keine Veränderungen zur Verbesserung oder Erleichterung der Pflegesituation in Angriff genommen. Die Überlastung der Pflegeperson oder eine Verschlechterung auf Seiten des älteren Menschen wird zu Gunsten des Erhalts der Familienstrukturen in Kauf genommen (Gröning et al. 2004, S. 47). Der verstrickten Familie steht die **losgelöste oder isolierte** Familie gegenüber. Das Bedürfnis nach Distanz zwischen den Familienmitgliedern ist das Hauptmerkmal dieses Familientypus und zeigt sich in wenig hierarchischen Strukturen, überstarken Abgrenzungen untereinander bis hin zu Angst vor Nähe, wenig bis keiner Loyalität und mangelnder Kommunikation. Sozialkontakte und Beziehungen werden überwiegend außerhalb des familiären Rahmens gesucht und gelebt. Eine Pflegedyade, analog der losgelösten Familienstruktur, ist ständig von der Beendigung des Pflegeverhältnisses bedroht, was die Heimaufnahme bedeuten kann (Gröning et al. 2004, S. 47).

Die **Beweggründe zur Übernahme der Pflege** lassen sich für das einzelne pflegende Familienmitglied vor dreierlei Hintergründen sehen: Erbe und (Familien-) Tradition, Anstand und Ehre sowie Schuld und Loyalität (Gröning et al. 2004, S. 53ff.). Ein Prädiktor materieller Art zur Pflegeübernahme ist das Erbe (Gröning et al. 2004, S. 53). Ideelle Aspekte, die die Übernahme der häuslichen Pflege begünstigen, sind bestimmte Werthaltungen und Familienbilder, die Familienmoral oder -ideologie. Diese individuellen, materiellen und ideologischen Motive werden von Emotionen und Konflikten der Familienmitglieder begleitet und können verschiedene Dilemmata beinhalten (Gröning et al. 2004, S. 56). Zusammen bilden sie ein **Spannungsfeld**, vor dem die Entscheidung zur häuslichen Pflege getroffen wird (Gröning et al. 2004, S. 53).

Weitere familiendynamische Prozesse bei häuslicher Pflege zeigen sich in vier psychoanalytischen Phänomenen: **Regression, Dualisierung, Spaltung und Totalisierung**. Diese erklären psychologische Vorgänge und markieren dabei auftretende Gefühle insbesondere der pflegenden Angehörigen, aber auch des auf Hilfe angewiesenen Familienmitglieds.

Regression meint das „Zurückfallen auf frühe Stufen der Abwehr von Ängsten und Schamgefühlen" (Gröning et al. 2004, S. 56) und ist Grundgefühl von familiären, aber auch professionellen, Pflegeverhältnissen. Die umfassendbeanspruchende Pflegetätigkeit reduziert die persönliche und nötige Gefühlsverarbeitung der Pflegeperson, ihr Seelenleben droht zu verarmen, stattdessen fühlt sie sich mehr und mehr verantwortlich. Psychoanalytisch formuliert steht hinter der übernommenen Verantwortung, dass die Über-Ich- und Ich-Anteile das Unbewusste (Es) verdrängen, wodurch das emotionale Gleichgewicht massiv gefährdet wird. Unbearbeitete Aggressionen oder Ängste zeigen sich in Schuld- und Schamgefühlen sich selbst und dem zu Pflegenden gegenüber. „(...) Wenn zum Beispiel das ungerechte Anschreien irgendwie doch gerecht ist, weil man ja nur ein Mensch ist, der sein Bestes gibt, und wenn wiederum das Gerechte, nämlich eine Pause machen, ungerecht ist, weil es als ein 'im Stich lassen' des Pflegebedürftigen gefühlt wird, schließt sich der Teufelskreis der Regression" und pathologische Beziehungsmuster treten auf (Gröning et al. 2004, S. 57).

Pflegeverhältnisse bestehen aus mindestens einer Pflegeperson und einer oder eines zu Pflegenden. Die Pflege findet **„im Dual"** statt (Gröning et al. 2004, S. 58), in diesem kommt es zwangsläufig zu sogenannten Kollusionen, womit das Agieren von komplementären oder verteilten symmetrischen Rollen auf beiden Seiten des Pflegeverhältnisses gemeint ist. „So kann einer der Partner stets stark, dominant und klar auftreten, während der andere unsicher, unterwürfig und schwach wirkt" (Gröning et al. 2004, S. 58). Darüber hinaus wird als weiteres Beispiel die Pfleger-Pflegling-Kollusion[5] aufgeführt. Dies ist eine Dynamik, in der einerseits der aktive/progressive Partner in Gestalt des pflegenden Familienmitglieds mit seiner Fürsorge, aber auch falschen Hoffnungen, einem passiven/regressiven Partner (Pflegling) gegenübersteht. Die Fürsorge führt zunächst zu Überfürsorglichkeit, die immer wieder aufgrund der unerfüllten Hoffnungen durch Passivität unterbrochen wird. Die Pflegende ist enttäuscht und empfindet gleichzeitig Schuldgefühle, vor allem, wenn bei ihr aufkommende aggressive Gefühle nicht kontrolliert werden können. Auf der anderen Seite kann ein undankbarer oder unzufriedener, passiver Pflegling die Pflegende auf verschiedene Weise kritisieren oder anfeinden. Wenn dieses Verhalten dem zu betreuenden Menschen Leid tut, erlebt auch dieser Schuldgefühle. Kritik und Aggression rufen wiederum Gefühle der Enttäuschung, Frustration, Be- und Überlastung, Hilflosigkeit, Schuld, Ärger und Ekel bei der Pflegeperson hervor. Zusätzlich zu derartigen Kollusionen können „double-binds" in der Dualisierung der Pflegebeziehung auftreten (Gröning et al. 2004, S. 59). Gemeint sind widersprüchliche Interaktionszusammenhänge, in denen beide doppelte Botschaften zwischen dem Wunsch nach Nähe und der gleichzeitigen Angst vor Nähe aussenden und in Beziehungen auftreten, die einerseits stark von Abhängigkeit und andererseits Loyalität geprägt sind. In der Folge können sich die beteiligten Personen „immer nur 'falsch' verhalten" und geraten in „eine 'Zwickmühle' bzw. Beziehungsfalle" (Gröning et al. 2004, S. 59). Weiterhin kennzeichnend für Pflegeverhältnisse ist der permanente Wechsel von Hilflosigkeit und Dominanz. Der oder die zu Pflegende übt aufgrund seiner Hilflosigkeit Macht auf die pflegende Verwandte aus. In dieser können Aggression, Fluchttendenzen, vermeidendes oder identifizierendes Verhalten entstehen und gleich für welche der Reaktionen sie sich entscheidet, die zu pflegende Person bleibt unversorgt, wodurch sich seine Macht im Sinn der Hilflosigkeit wiederum bestätigt. Die Pflegende empfindet auf diese Weise wieder und wieder

---

[5] Gröning et al. (2004, S. 58) verweisen auf Grond (2001 und 2008), der seinerseits auf die Pfleger-Pflegling-Kollusion Bezug nimmt.

das Gefühl, der Pflegeaufgabe nicht gerecht zu werden. Konflikte scheinen unumgänglich (Gröning et al. 2004, S. 60).

Familiale Pflege steht zwischen den Bedürfnissen und Wünschen der Einzelnen und den Erfordernissen und Erwartungen der gesamten Familie. Heutiges Familienleben und darin stattfindende häusliche Pflege erfährt durch moderne und traditionelle Lebensweisen eine **Spaltung**. Moderne Ansichten streben nach einem individualisierten, auf Selbstverwirklichung und Autonomie fußenden Leben, wohingegen traditionelle Auslegungen für die familiale und generative Verantwortung stehen (Gröning et al. 2004, S. 60f.). Da die Pflege meist von weiblichen Angehörigen übernommen wird, verursacht dies des Weiteren eine Spaltung in der Familie, die geschlechtsspezifisch und geschlechterhierarchisch verläuft. Wird aber Pflegeverantwortung als gesamt-familiale Entwicklungsaufgabe verstanden, wird die alleinige Pflegeübernahme durch die weiblichen Familienangehörigen nach Gröning und ihren Kolleginnen (2004, S.61) moralisch nicht vertretbar und erfordert zum Gelingen der Entwicklungsaufgabe zum einen den Einbezug des anderen Geschlechts als auch der Verwandten anderer Generationen. Die beschriebene Spaltung als Bruch zwischen den Bedürfnissen und Erwartungen in der Familie bekommt darüber hinaus eine besondere Gestalt. Depressive, emotionale, müde und erschöpfte Teile der Familienangehörigen stehen paradoxen, sachlich-rationalen und vitalen Teilen gegenüber. Diese Spaltung in Form eines Teils, der ohne Absprache Entscheidungen von bedeutender Tragweite aufgrund für sich rationaler Überlegungen fällt und damit einen zweiten, depressiven Teil vor vollendete Tatsachen stellt und kränkt, ist dann der Fall, wenn ungefragt im Namen eines anderen die Entscheidung zur Pflege getroffen wird. Derartige Spaltungen kennen nach Gröning (2004, S. 62) „keine Kompromisse und keinen Kontext" und sie führt beispielhaft den Fall an, wenn ein Sohn die Pflege eines Elternteils alleine entscheidet, diese dann aber an seine Ehefrau, sprich die Schwiegertochter, delegiert.

Die **Totalisierung** der weiblichen Pflegeperson liegt erstens in dem Maßstab, einer „Super-Frau" gleichen zu müssen. Sie soll selbstaufopfernd und ohne Hilfe durch Dritte aus der Familie die Pflege des älteren Familienmitglieds verantworten, dabei aber auch ihre bisherigen Pflichten als Ehefrau und Mutter nicht vernachlässigen (Gröning et al. 2004, S. 62). Totalisierend wirken des Weiteren die Umstände, dass Pflege sich über eine lange, nicht absehbare Zeit erstrecken kann und außerhäusliche Kontakte reduziert. Zudem rückt die oder der zu Pflegende unausweichlich dem Lebensende entgegen. Im Angesicht des Leidens, Verfalls und Siechtums des Pflegebedürftigen wird die Pflegende mit Angst und Trauer konfrontiert. In der Folge scheut sie womöglich Begegnungen mit anderen älteren oder kranken Menschen, wodurch sich ihr sozialer Radius weiter einschränkt.

Zum Abschluss des vorliegenden Kapitels werden die Erkenntnisse von Gröning und Kolleginnen zu familialer Entwicklung unter häuslicher Pflege mit den eingangs vorgestellten empirischen Fakten über die Gruppe der pflegenden Angehörigen zusammengeführt, da beide Betrachtungen den Erklärungshintergrund für die eigene Untersuchung bilden.

1.3 Zusammenfassung

Pflegende Angehörigen bilden einen nicht zu vernachlässigenden Bevölkerungsanteil, wenn angenommen wird, dass die in den jüngsten nationalen Repräsentativerhebungen registrierten mehr als 1,2 Millionen Pflegegeldempfänger informell und in verschiedenem Umfang in der eigenen Häuslichkeit versorgt werden (Statistisches Bundesamt 2015; BMG 2014). Zumeist sind es weibliche, über 50-jährige Familienmitglieder aus der Verwandtschaft ersten Grades oder Schwägerschaft, die sich zur Pflege unvorbereitet bereit erklären und sich ohne bewusste Entscheidungsfindung in der alleinigen Hauptpflegeverantwortung wiederfinden (Schneekloth 2008, S. 79). Insbesondere gesellschaftlich geprägte Beweggründe sowie eigene Norm- und Wertvorstellungen sorgen dafür, die Pflege zu Hause zu übernehmen (Gröning et al. 2004, S. 93f.). Familiäre Pflege entspricht dem Stundenvolumen einer Vollzeitbeschäftigung (Schneekloth 2008, S. 80). Bei gemeinsamer Haushaltsführung von Pflegeperson und zu versorgender Person kann von einer 24-stündigen andauernden Präsenz gesprochen werden (Schneekloth 2008, S. 78). Pflegende Angehörige gehen in vielen Fällen keiner Erwerbsbeteiligung mehr nach. Wenn sie berufstätig sind, erhöht sich für viele die Belastung nachweislich (Schneekloth 2008, S. 81; Mayer 2006, S. 27; Gröning et al. 2004, S. 94). Das allgemein als sehr hoch beschriebene, subjektive Belastungsempfinden korreliert zusammengefasst mit verschiedenen Faktoren, die sich vornehmlich auf die zu versorgende Person beziehen, aber auch der familialen Pflegeperson oder dem Pflegekontext zuzuschreiben sind. Zu ihnen gehören kognitive Beeinträchtigungen, die Schwere der körperlichen Beeinträchtigungen und der Krankheitssymptome, nächtlicher Hilfebedarf, defizitäre Hilfsmittelversorgung, „Rund-um-die-Uhr"-Verfügbarkeit, Aufgabenvielfalt, Wandel der Beziehung zwischen der zu versorgenden Person und der Pflegeperson, Konflikte in der Pflegebeziehung sowie Konflikte in der Familie und die aus der häuslichen Pflege resultierenden Einschränkungen der eigenen Lebensführung der pflegenden Angehörigen (Kurz & Wilz 2011, S. 336; Schneekloth 2008, S. 89; Gröning et al. 2004, S. 94). Über die

Dauer treten körperliche Belastungszeichen (Erschöpfungssymptome, Erkrankungen des Muskel-Skelett-Systems, Herz- und Magenbeschwerden) als auch psychische Belastungserscheinungen (Depression) auf (Pinquart & Sörensen 2006, S. 36f.; Pinquart & Sörensen 2003, S. 112; Gräßel 1998, S. 60; Adler et al. 1996, S. 146ff.). Gleichzeitig können die familialen Pflegepersonen zunehmend in die soziale Isolation rutschen (Deutmeyr 2006, S. 13; Gröning et al. 2004, S. 95). Je näher das Verwandtschaftsverhältnis ist, desto höher scheint das Belastungsempfinden (Kofahl et al. 2007, S. 211). Entlastend wirkt die Art der pflegenden Angehörigen, mit Problemen umzugehen, ihre Einstellung gegenüber der angenommenen Rolle als Pflegeperson, ihre subjektive Bewertung der Krankheitssymptome des zu Pflegenden sowie je nach Umfang und Bedarf die erhaltene Unterstützung (Kurz & Wilz 2011, S. 336). Die Inanspruchnahme von professionellen Hilfen (Tagespflege, ambulante Pflegedienste, Selbsthilfegruppen etc.) ist unterschiedlich. Der häuslichen Pflege positiv zuzuschreibenden Aspekte sind das Persönlichkeitswachstum und der Zugewinn an Lebenssinn der pflegenden Angehörigen (Leipold et al. 2006, S. 228; Lubitz 2010, S. 40; Noonan et al. 1999, S. 17).

Der Auffassung nach Gröning und Kolleginnen, die häusliche Pflege als familiales Projekt verstehen, lässt sich festhalten, dass die Pflege zu Hause ausdrucksstark von Widersprüchen, Gegensätzen und Doppelrollen geprägt ist und ein hohes, scheinbar unausweichliches Konfliktpotenzial für die betroffene Familie in sich birgt.

Die zumeist weiblichen Familienmitglieder haben sich widersprechende Rollen inne, wenn sie die Pflege eines Elternteils übernehmen. Sie sind von Natur aus die Kinder der eigenen Eltern, werden aber durch deren Hilfe- und Pflegebedürftigkeit nun zu deren *Eltern* (Gröning et al. 2004, S. 45). In Familien des sogenannten verstrickten Typus werden fortdauernd die volle Kraft und alle vorhandenen Ressourcen in die Pflege gesteckt, ohne dabei aber Entlastung und Konfliktlösungen im Blick zu haben. Dagegen werden Pflegebeziehungen des losgelösten Familientypus nur so lange geführt bis sie die Unabhängigkeit einzelner Familienmitglieder zu sehr gefährden (Gröning et al. 2004, S. 47). Verschiedene Motive (gesellschaftlich geprägte Beweggründe, eigene Norm- und Wertvorstellungen) begründen die Entscheidung zur Pflegeübernahme und es kommt unweigerlich zu Spannungen, wenn diese mit unverarbeiteten persönlichen und familiären Konflikten einhergehen. Die gesellschaftliche Norm, in Familien füreinander zu sorgen, erlaubt es nicht, die Pflege eines älteren Menschen abzulehnen und mag vordergründig erklären, warum die Pflegeaufgabe in vielen Fällen angenommen wird. Im Hintergrund können dagegen aber frühere Erfahrungen der

Ablehnung als Kind durch die Eltern oder andere, bewusste oder unbewusste Traumen wiederaufleben und in der Pflegesituation und Pflegebeziehung erschwerend wieder zu Tage treten (Gröning et al. 2004, S. 53ff.). Die vier vorgestellten psychoanalytischen Phänomene (Regression, Dualisierung, Spaltung und Totalisierung) zeigen weiterhin das von Widersprüchen geprägte Erleben auf tiefenpsychologischer Ebene und erklären verschiedene, ausgelebte oder unterdrückte, aber stets zu bewältigende Gefühle auf Seiten der Pflegeperson (Gröning et al. 2004, S. 56-62). Möglich sind Gefühle wie Angst, Scham, Schuld oder Aggressivität, die vor dem andauernden Wechselspiel zwischen Abhängigkeit und Loyalität, Hilflosigkeit und Macht auftreten. Im Pflegedual stehen sich zudem zwei Partner mit jeweils eigenen Erwartungen, Vorstellungen, Bedürfnissen und Wünschen gegenüber, die entweder kongruent oder gegensätzlich zueinanderstehen. Im zweiten Fall können sie negative Gefühle aufkommen lassen und zu pathologischen Beziehungsanzeichen oder aber auch zu Aushandlungsprozessen mit ungewissem Ausgang führen. Die auf der einen Seite übernommene Verantwortung für das pflegebedürftige ältere Familienmitglied bedeutet auf der anderen Seite Stück für Stück die eigene Selbstaufgabe. Es verschwimmt die Grenze zwischen dem, was für die Person in der Pflegerolle gut ist und ihr zusteht und dem, was die oder der zu Pflegende benötigt. Somit kann die Selbstgerechtigkeit gleichzeitig Ungerechtigkeit dem Bedürftigen gegenüber bedeuten. Die Pflegeverantwortung für jemand anderen zu tragen, erscheint unvereinbar mit der Selbstverantwortung für sich als pflegende Person selbst, was aber unerlässlich für das eigene Wohl ist. Dieser Zustand wird verschärft, wenn die Familie neben der Rolle als Pflegende auch noch Ansprüche als Ehefrau und Mutter von Kindern an die weibliche Pflegeperson stellt.

Zur Veranschaulichung der beschriebenen Phänomene und Emotionen, wenn in Familien ein Verwandter gepflegt wird, dient Abbildung 1 auf der folgenden Seite.

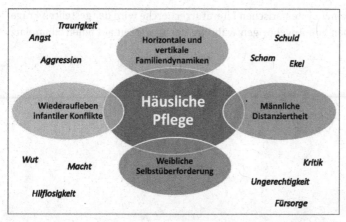

Abbildung 1: Eigene Darstellung des theoretischen Rahmens nach Gröning & Kolleginnen (2004)

Die beschriebenen Widersprüche, Gegensätze, sich verändernden und doppelten Rollen, die bei häuslicher Pflege in Familien auftreten können, haben den Charakter klassischer Dilemmata und zeigen das daraus resultierende hohe Konfliktpotenzial für die gesamte Familie. Wie es auch die Empirie bestätigt, scheint dieses in den meisten Fällen auf den Schultern einer einzelnen Person zu lasten, nämlich der Frau als Pflegende, als Kind ihrer Eltern, als Ehefrau und als Mutter eigener Kinder, und wenn, wird es zunächst auch allein dort ausgetragen. Das Gefühl, ihren Aufgaben – insbesondere ihrer Pflegeaufgabe – niemals gerecht zu werden, ist ihr ständiger Begleiter und vor dem Hintergrund des familialen Kontexts und den tiefenpsychologischen und psychodynamischen Prozessen verständlich und begründbar.

Sowohl die empirischen Erkenntnisse zur Lage und Situation pflegender Angehöriger in Deutschland (Kapitel 1.1) als auch der theoretische Rahmen zu Entwicklungsprozessen in pflegenden Familien (Kapitel 1.2) können im späteren Verlauf der Arbeit Erklärungsansätze für die Ergebnisse der eigenen Untersuchung bieten. Dieser liegt die Vermutung zugrunde, dass die Zeit vor dem kritischen Lebensereignis Heimeinzug eines Familienmitglieds Auswirkungen auf das Erleben der Pflegesituation im angestammten Zuhause hat. Es stellt sich die Frage, ob sich die ohnehin bestehenden Belastungen in dieser Zeit verstärken? Oder verhält es sich gegenteilig und die Situation entspannt sich für die betroffenen Familien? Doch wenn nötig, was könnte den pflegenden Angehörigen dabei helfen? Nachdem in diesem Kapitel der theoretische Bezugsrahmen abgesteckt wurde, widmet sich das nächste Kapitel dem aktuellen Stand der empirischen Forschung zum

Thema. Mittels einer systematischen Literaturrecherche wird der gestellten Frage nach dem Erleben von Angehörigen während der Wartezeit auf einen Heimplatz nachgegangen.

2 Forschungsstand

Nach der Präsentation der Recherchestrategie (Kapitel 2.1) sowie einem Überblick über die Ergebnisse der Literaturrecherche (Kapitel 2.2), steht die Darstellung des Forschungsstands zum Thema im Zentrum des folgenden Kapitels. Im ersten Teil liegt das Augenmerk auf dem Empfinden von pflegenden Angehörigen während des gesamten Heimübergangsprozesses eines nahen Verwandten (Kapitel 2.3). Kapitel 2.4 beleuchtet das Phänomen der Wartezeit selbst – als ein möglicher Teil in der Phase des Heimübergangs – und das Erleben der Zielgruppe in dieser Zeit. Dabei wird der Vermutung nachgegangen, dass die Zeit des Wartens eine Latenzzeit für die betroffenen Menschen darstellt.

2.1 Recherchestrategie

Im September 2013 wurde eine orientierende Recherche über die Suchmaschinen *Google* und *Google Scholar* und im Folgemonat eine systematische Literaturrecherche in den Fachdatenbanken *GeroLit*, *Medline* (*via Pubmed*), *The Cochrane Library*, *Cinahl* und *Hubmed* durchgeführt. Im Dezember 2014 wurde die systematische Recherche in den genannten Datenbanken wiederholt, um den Forschungsstand zu aktualisieren und ihn um potenzielle Ergebnisse aus dem Zeitraum Oktober 2013 bis Dezember 2014 zu ergänzen. Tabelle 1 zeigt die in beiden Suchvorgängen eingesetzten Ein- und Ausschlusskriterien zur Studienauswahl und die dafür verwendeten Suchbegriffe, die als MeSH-Terms benutzt wurden, wenn die jeweilige Datenbank dies ermöglichte.

Tabelle 1: Suchbegriffe, Ein- und Ausschlusskriterien

Suchbegriffe (±MeSH)	Einschlusskriterien	Ausschlusskriterien
Heimeinzug/Heim-übersiedlung/ "nursing home admission"/ "nursing home placement"/ "home entry"/relocation/ transition Wartezeit/Warten/ wait*/"waiting list"	Zielgruppe: pflegende Angehöri-ge, hilfe- oder pflegebedürftige Menschen ab 65 Jahren	Zielgruppe: hilfe- oder pflege-bedürftige Menschen unter 65 Jahren, spezifische Erkrankun-gen wie chronische Lungen- oder Herzleiden
	Inhalt: Erfahrungen und Erleben vor, während und nach Heimein-zug eines pflegebedürftigen Men-schen und seiner Angehörigen, sowie Strukturen und Prozesse dieser Zeit	
Erleben/Empfinden/Gefühle/ experience*/emotional*/feel* Angehörige*/caregiver*/ relative*/"family carers"/ "family caregiver*"	Setting: zu Hause lebend, ggf. ambulant betreut, seit weniger als einem Jahr in einem Heim lebend	Setting: Krankenhausaufenthalt oder in einer anderen Institution
Pflegebedürftig*/"alter Mensch"/Heim/Altenheim/ Pflegeeinrichtung/ elder-ly/aged/"older peo-ple""/residential home*"/"long-term care"	Studienherkunft: deutsch- und englischsprachige Veröffentlichungen aus dem europäischen, skandinavischen, asiatischen und amerikanischen Raum ab 1990	Studienherkunft: nicht deutsch- oder englisch-sprachig übersetzte Veröffentli-chungen, Studien die vor 1990 erschienen
Entscheid*/decision*/ "deci-sion making"	Studiengüte: qualitative und quantitative Stu-dien jeglicher Güte	---

Unter Berücksichtigung der jeweiligen Datenbank eigenen Syntax und anhand der Booleschen Operatoren *AND/UND* und *OR/ODER*[6] wurden die Begriffe mitei-nander kombiniert. Eingeschlossen wurden Referenzen, deren Veröffentlichungs- oder Erscheinungsjahr nach 1990[7] liegt und in deutscher oder englischer Sprache zu beziehen sind. Zur Gewinnung weiterer Studien wurden Referenzlisten und Literaturverweise gesichtet. Nach Entfernen der Duplikate und einem ersten Ti-tel-Abstract-Screening, ergab sich eine überschaubare Menge an relevanter Lite-ratur (n=49), die im Folgenden vorgestellt wird.

---

[6] Der Operator *NOT* wurde an keiner Stelle der Recherche eingesetzt.
[7] Die zeitliche Limitation wurde in erster Linie gewählt, um die Anzahl der zu sichtenden Veröffentlichun-gen auf den Zeitraum von 24 Jahren einzuschränken. Zuzüglich liegt dieser Beschränkung die Annahme zu Grunde, dass sich die strukturellen Bedingungen in den unterschiedlichen Pflegesystemen über die Zeit nicht zu sehr von den heutigen Begebenheiten in diesen unterscheiden.

2.2 Überblick über die internationalen und nationalen Ergebnisse zum Forschungsstand

Die gewonnenen Ergebnisse lassen sich fünf Themenschwerpunkten zuordnen:

Tabelle 2: Themenschwerpunkte der Literaturrecherche

	Titel des Themenschwerpunkts	zugeordnete Studien (chronologisch aufgeführt; n=47)
1	Gründe und Prädiktoren für den Übergang in eine stationäre Langzeitpflegeeinrichtung	Johnson et al. 1994; Freedman et al. 1999; Sandberg et al. 2002; Gaugler et al. 2003; Young 2003; Schur & Whitlatch 2003; Thomas et al. 2004; Buhr et al. 2006; Johnson 2008; Cohen-Mansfield & Wirtz 2009; Luppa et al. 2010; Kasper et al. 2010; Noël-Miller 2010; Miller et al. 2011; Ryan & McKenna 2013
2	Erleben der Entscheidungsfindung und des Heimeinzugs aus Sicht des pflegebedürftigen Menschen	Johnson et al. 2010; Riedl et al. 2011; Gill & Morgan 2012; Lee et al. 2013; Wilson et al. 2014
3	Interventionen für pflegende Angehörige (und das pflegebedürftige Familienmitglied), um Heimeinzüge zu vermeiden sowie die Belastungen pflegender Angehöriger während der Entscheidungsfindung, beim Übergang und nach dem Heimeinzug zu mildern	Schoenmakers et al. 2008; Gravolin et al. 2008; Gaugler et al. 2008; Fortinsky et al. 2009; Gaugler et al. 2011; Davis et al. 2011; Joling et al. 2012; Sury et al. 2013; Gaugler et al. 2014
4	Erleben der Entscheidungsfindung, des Heimeinzugs (als Teil im Heimübergangsprozess) und dessen Bewältigung aus Sicht von pflegenden Angehörigen	Dellasega & Nolan 1997; Noonan et al. 1999; Kellet 1999; Ryan & Scullion 2000; Kesselring et al. 2001; Lieberman & Fisher 2001; Davies & Nolan 2003; Park et al. 2004; Davies & Nolan 2004; Gill & Morgan 2012; Söderberg et al. 2012; Ryan & McKenna 2013; Stephan et al. 2013a; Sury et al. 2013
5	Erleben der Wartezeit auf einen Heimplatz aus Sicht von pflegenden Angehörigen	Meiland et al. 2001; Reuss et al. 2005; Strang et al. 2006; Fjelltun et al. 2009; Caldwell et al. 2014

Auf Basis dieser Auswahl und mit Blick auf die eigene Forschungsfrage sind die Erkenntnisse aus dem vierten und fünften Themenbereich näher zu betrachten.

Die Untersuchungsinhalte des vierten Komplexes zielen in die Richtung des eigenen Forschungsvorhabens, doch fehlt den hier zugeordneten Studien ein expliziter Fokus auf eine zu erlebende Wartezeit der Zielgruppe. Wird die Wartezeit als die Zeit zwischen Anmeldung für einen Heimplatz und Heimeinzug definiert, dürfen die Studienergebnisse, die den Heimübergangsprozess in seiner Gesamtheit in den Blick nehmen, nicht unberücksichtigt bleiben. Zumal die Referenzen hierzu einen Großteil der durch die angewandte Recherchestrategie identifizierten Ergebnisse ausmachen.

Der fünfte Themenbereich spielt sich unmittelbar vor dem Hintergrund der im Interesse stehenden Wartezeit ab. Hierzu fanden sich allerdings nur fünf internationale Studien der jüngeren Zeit (Meiland et al. 2001; Strang et al. 2006; Reuss et al. 2005; Fjelltun et al. 2009; Caldwell et al. 2014). Diese werden um zwei frühere nationale Ausarbeitungen (Saup 1993; Klingenfeld 1999; somit n=49) ergänzt.[8] Die fünf internationalen Artikel stammen aus den Niederlanden, Australien, Kanada und Norwegen. Somit liegt die Vermutung nahe, dass länderspezifische Versorgungsstrukturen scheinbar das Vorkommen von Wartezeiten begründen.[9] Eine Übertragung auf die hiesigen Gegebenheiten pflege- und hilfebedürftiger Menschen und ihrer Familienangehörigen ist nur bedingt sinnvoll, auch wenn angenommen werden kann, dass das emotionale Erleben der Betroffenen während der angesprochenen Latenzzeit unabhängig von länderspezifischen Kontextfaktoren ähnlich verläuft.

Die eingehende Betrachtung der Forschungslage beginnt mit den zentralen Ergebnissen zu dem Erleben und den Erfahrungen der pflegenden Angehörigen

---

[8] Ein interessanter Befund in der Auseinandersetzung mit dem Thema ist, dass die Wartezeit vor einem Heimeinzug in der nationalen Fachliteratur ab dem Jahr 2000 kaum bis kein Untersuchungsgegenstand zu sein scheint. Daher muss an dieser Stelle auf zwei Arbeiten aus den Neunziger Jahren zurückgegriffen werden (Saup 1993 und Klingenfeld 1999), die nicht mittels der eingesetzten Suchstrategie ermittelt werden konnten, sondern Resultat der orientierenden Webrecherche waren. Eine eingehende Betrachtung der Gründe für diese vermutliche Forschungslücke findet in dieser Arbeit nicht statt. Unter Beachtung der soziodemografischen Entwicklung könnten infrastrukturelle Veränderungen auf dem Pflegemarkt mit Auswirkungen auf Angebot und Nachfrage als auch gesetzgeberische Entwicklungen (angefangen beim sozialrechtlich verankerten Grundsatz *ambulant vor stationär* in § 43 Abs. 1 SGB XI) und dementsprechende (pflegepolitische) Forderungen in Erwägung gezogen werden.

[9] In den Niederlanden ist zum Untersuchungszeitpunkt der Forscher die Nachfrage an stationären Pflegeplätzen höher als das Angebot. Im Jahr 1997 betrug die durchschnittliche Wartezeit in Amsterdam 21 Wochen. Bevor die Betroffenen auf die Wartelisten gesetzt werden, wird amtlich geklärt, ob sie für einen Wohnplatz in Frage kommen. Dazu spricht das „Needs Assessment Committee" eine formale Bestätigung über die Notwendigkeit zur Heimaufnahme aus, in dringenden Fällen reicht vorläufig eine Empfehlung der Behörde (Meiland et al. 2001, S. 114). Die Untersuchungen von Strang et al. (2006) und Reuss et al. (2005) liefern keine hinreichenden Hinweise darüber, wodurch in Kanada die Wartezeit im stationären Pflegesektor begründet und gekennzeichnet ist. Auf Basis der Studie von Fjelltun et al. (2009) ist für Norwegen bekannt, dass Ärzte und Pflegeeinrichtungsleiter auf Basis eines umfassenden Assessments über den Zustand des Heiminteressenten die Plätze auf Wartelisten vergeben, wenn eine Einrichtung über keine freien Wohnplätze mehr verfügt. Der gemessene Bedarf des pflegebedürftigen Menschen entscheidet somit über die Heimaufnahme. Betroffene oder deren Angehörige, die gegen die Platzzuteilung richterlich vorgehen, haben gute Chancen, die Heimaufnahme zu forcieren (Fjelltun et al. 2009, S. 3080 und S. 3085). Auch für Australien werden Wartezeiten von vier Wochen bis zu zwei Jahren angegeben. Die Wohnplätze in Pflegeheimen werden staatlich unterstützt und das „ACAT" (Aged Care Assessment Team) entscheidet je nach Bedarf der betroffenen älteren Person über die berechtigten Versorgungsleistungen, so auch über die Vergabe von Heimplätzen. Es wird berichtet, dass es insbesondere dann schwer ist, einen Platz zu bekommen, wenn der Hilfe- und Betreuungsbedarf noch nicht sehr hoch ist (Caldwell et al. 2014, S. 421f.).

rund um den Heimübergangsprozess, beginnend bei der Entscheidungsfindung. In den zehn hierzu relevanten Studien findet sich wie bereits erwähnt an keiner Stelle ein benannter Bezug zu einer möglichen Wartezeit. Im Anschluss daran finden die zentralen Ergebnisse zur Wartezeit per se und dem Erleben von pflegenden und betreuenden Verwandten in dieser Phase Beachtung.

2.3 Das Erleben von pflegenden Angehörigen während des Heimübergangsprozesses

Wie die Bedingungen zur häuslichen Pflegeübernahme und die tägliche Gestaltung der Pflege findet auch der **Entscheidungsfindungsprozess** im Vorfeld einer potentiellen Heimübersiedlung vor komplexen Hintergründen in Familien statt und stellt eine hohe Herausforderung für die Betroffenen dar (Ryan & Scullion 2000, S. 1188; Lieberman & Fisher 2001, S. 824; Davies & Nolan 2004, S. 519; Gill & Morgan 2012, S. 721). Manche von ihnen setzen sich bereits zu früheren Zeitpunkten mit der Option der Heimunterbringung auseinander, wohingegen andere erst beim Erreichen eines markanten Punktes, gleichsam einer Krise in der Sicherstellung in der häuslichen Versorgung, mit der Auseinandersetzung konfrontiert werden (Noonan et al. 1999, S. 24). Dementsprechend wird die Entscheidungsfindung unterschiedlich gestaltet und erlebt (Davies & Nolan 2003, S. 437). Wenn über die Zeit zu erkennen ist, dass eine stationäre Versorgung nötig werden wird, kann die Entscheidung größtenteils proaktiv und geplant getroffen werden. Unter diesen Umständen erhält die Entscheidungsfindung die Chance, positiv erlebt zu werden. Ist keine Zeit für Planungen und ausreichend rationale Vorüberlegungen, wird der Entschluss zur Heimaufnahme zwar getroffen, ist aber von Unentschlossenheit begleitet. Beruht die Entscheidung auf einem krisenhaften Ereignis – in vielen Fällen einhergehend mit einem Krankenhausaufenthalt – und worauf ein Heimübergang unvermeidlich folgen kann, wird sie zwar akzeptiert, ist sie aber weder geplant noch bewusst getroffen (Davies & Nolan 2003, S. 437). Nahtlose oder abrupte Übergänge nach einem Krankenhausaufenthalt in ein Pflegeheim sind häufiger beschrieben als Übergänge aus der Häuslichkeit oder nach einem Kurzzeitpflege-aufenthalt und sind nicht wenig problematisch für die Betroffenen (Ryan & Scullion 2000, S. 1191; Davies & Nolan 2003, S. 437; Sury et al. 2013, S. 868). Die Nähe und empfundene Qualität der Beziehung zwischen pflegebedürftigem und pflegendem Familienmitglied sind entscheidende Faktoren für das Aufrechterhalten der häuslichen Pflege. Insbesondere Ehe- oder Lebenspartner empfinden eine stärkere moralische Verpflichtung und emotionale Bindung füreinander und halten länger an der häuslichen Pflege fest (Kesselring et al. 2001, S. 272; Lieberman & Fisher 2001, S. 823; Sury et al. 2013, S.

871). Die Entscheidung kann auch von Akteuren des außerfamiliären Versorgungsnetzes wie bspw. durch den Hausarzt abgenommen werden oder die Angehörigen empfinden sich entgegen ihrer eigenen Meinung von diesen bevormundet, was die Einflussnahme von Health Professionals bei der Entscheidungsfindung unterstreicht (Ryan & Scullion 2000, S. 1191).

Ein **breites Spektrum an Gedanken und Gefühlen** umspannt den gesamten Heimübergangsprozess. Das Gefühlsspektrum ist oftmals von Ambivalenz und konkurrierenden Emotionen gekennzeichnet, wodurch der Heimübergang zu einem signifikanten Stressor für die betroffenen Familien wird (Dellasega & Nolan 1997, S. 449). Angehörige von Menschen, die in eine Pflegeeinrichtung ziehen, berichten in dieser Zeit von dem Verlust ihrer Kontrolle, Hilflosigkeit und Erschöpfung (vor allem nach längerer Pflegedauer), Versagens- und Schuldgefühlen, Verlusterfahrungen sowie Traurigkeit aufgrund der nicht mehr zu bewältigenden Pflege zu Hause und des Umzugs des Verwandten (Dellasega & Nolan 1997, S. 448; Kellett 1999, S. 1476; Ryan & Scullion 2000, S. 1192; Davies & Nolan 2003, S. 440; Park et al. 2004, S. 350; Sury et al. 2013, S. 870). Diesen gemeinsamen Themen übergeordnet ist stets das Gefühl der Angst. Es ist die Angst vor der Anpassung an den drohenden Verlust der Beziehung oder die Veränderung des Verhältnisses und an ihre neue Rolle als Angehörige eines Heimbewohners (Sury et al. 2013, S. 870). Ebenfalls wird Angst empfunden, wenn sie sich mit ihrer Kraftlosigkeit und in ihrer Entscheidung zur Aufgabe der häuslichen Betreuung von anderen Menschen nicht verstanden fühlen. Angst begleitet die Angehörigen auch, wenn ihre Schwäche von formeller oder institutioneller Seite aus bestätigt wird und sie sich somit zu einer negativen Entscheidung gezwungen fühlen. Zusammengenommen umschreibt Kellett (1999, S. 1478) die Gefühlswelt von Angehörigen damit, ein Leben in Angst zu führen bei gleichzeitigem Empfinden von Desorientierung, die Heimat verloren zu haben und missverstanden zu sein. Vor dem Hintergrund für den älteren Menschen das Beste zu wollen, aber auch an sich selbst denken zu müssen, stehen der gefühlte Mangel an Alternativen, das Empfinden, die Entscheidung rechtfertigen zu müssen, und eine gezwungene oder falsche Entscheidung getroffen zu haben, den Hoffnungen auf Besserung und Erleichterung gegenüber (Dellasega & Nolan 1997, S. 448; Kellett 1999, S. 1476; Ryan & Scullion 2000, S. 1192; Davies & Nolan 2003, S. 437; Sury et al. 2013, S. 870). Verschärft werden kann das Gefühlserleben, wenn kein anderer Ausweg als der Heimübergang mehr gesehen wird, der Wunsch nach mehr Unterstützung unerfüllt bleibt (Ryan & Scullion 2000, S. 1187; Davies & Nolan 2003, S. 442; Park et al. 2004, S. 350) und die Auseinandersetzung mit dem Heimübergang familiäre Beziehungen zerbrechen lässt, auch wenn diese zuvor als stabil bezeichnet wurden (Park et al. 2004, S. 350; Sury et al. 2013, S. 871). Positive Gefühle wie Erleichterung und innere Ruhe für die Angehörigen hängen stark davon ab, ob sich der pflegebedürftige Verwandte in der institutionellen Versorgung wohlfühlen wird und sich sein Gesundheitszustand (zunächst) nicht verschlechtert. Beides sind Bedingungen, die den Angehörigen das Gefühl geben, mit der formellen Versorgung die richtige Entscheidung zum Wohl des Verwandten getroffen zu haben und ihren emotionalen Aufruhr beruhigen (Dellasega & Nolan 1997, S. 448; Sury et al. 2013, S. 870).

Zieht ein Elternteil in eine stationäre Pflegeeinrichtung sind ambivalente Gefühle, Unsicherheiten, voneinander abweichende Haltungen und Sorgen über die weitere Zukunft und Rollenwechsel in der Familie zu verarbeiten (Gill & Morgan 2012, S. 721). **Im Umgang und zur Bewältigung** kann die Kommunikation zwischen den alten Eltern und ihren erwachsenen Kindern eine wertvolle Ressource sein (Gill & Morgan 2012, S. 726). Gerade Töchter suchen lange nach Rechtfertigungen für die Entscheidung und können dazu tendieren, für beide Seiten (auf-)klärende Gespräche mit dem betroffenen Elternteil im Vorfeld des Umzugs wie danach zu vermeiden (Gill & Morgan 2012, S. 730f.). Eine Verhaltensform, die auch für den weiteren Verwandtenkreis denkbar ist. Auch geographische und soziokulturelle Faktoren spielen bei der Herausforderung Heimübergang eine Rolle. Mit der Pflegeeinrichtung, dem dort beschäftigten Personal und Bewohnern vertraut oder bekannt zu sein, begünstigt sowohl die Entscheidung als auch einen positiv erlebten Heimübergang. Dies betrifft vor allem pflegende Angehörige, die in ländlichen Gebieten wohnen, denn Vorerfahrungen mit der Institution und Sozialkontakte zu der Einrichtung bestehen oft schon bevor die Entscheidung für einen Heimplatz ansteht (Dellasega & Nolan 1997, S. 448; Ryan & McKenna 2013, S. 254f.). Auch wenn die älteren Menschen selbst die Entscheidung für die Institution Alten- und Pflegeheim als Wohnort für ihre letzte Lebensphase treffen, sind die einzelnen Familienangehörigen vor die Herausforderung gestellt, mit der gefällten Entscheidung umzugehen, und reagieren auf unterschiedliche Weise. Sie können sich der Entscheidung des Verwandten anpassen, ihr gegenüber eine repräsentierende Haltung einnehmen oder jegliche Auseinandersetzung mit ihr vermeiden. Die erste Strategie wird meist von den Geschwistern gewählt, die zweite Variante vertreten überwiegend Ehegatten, während Familienmitglieder der jüngeren Generationen zwischen den Strategien schwanken. Gemeinsam ist ihnen, dass sie ihre Meinung hinter der Selbstbestimmtheit ihres Verwandten eher zurückhalten und zwischen dem Wunsch nach Kontinuität in ihrem täglichen Leben und der anstehenden, nicht umkehrbaren Veränderung hin- und hergerissen sind (Söderberg et al. 2012, S. 498). Des Weiteren sind an individuelle, familiäre und soziale Ressourcen sowie Unterstüt-zungsformen von professionellen Instanzen zu denken, die in der Phase des Übergangs begleiten und unterstützen (Dellasega & Nolan 1997, S. 448; Sury et al. 2013, S. 874).

Der Dreiteilung des Heimübergangsprozesses nach Davies & Nolan (2003, S. 436 und 2004, S. 521) folgend, setzt nach der ersten Phase, die dem Entschei-dungsfindungsprozess entspricht, die zweite Phase an, die die Zeit direkt vor und kurz nach dem Heimeinzug umfasst. Drittens interessiert die **Zeit nach dem Umzug**, in der die Angehörigen sich vornehmlich bemühen, Familiarität in die neue Umgebung zu bringen und zu bewahren. Während der ersten Zeit des Übergangs werden die Sorgen um das pflegebedürftige Familienmitglied von zwei Wünschen begleitet: Die pflegenden Angehörigen hoffen, mit der Entscheidung das Richtige getan und die richtige Pflegeeinrichtung gewählt zu haben, damit der ältere Mensch die für ihn bestmögliche Versorgung und Betreuung erfährt (Davies & Nolan 2003, S. 437). Der Heimeinzug selbst ist ein kritisches Lebensereignis für die betroffenen älteren Menschen und ihre Familien (von Hoff et al. 2005, S. 3; Planer 2011, S. 6; Riedl et al. 2011, S. 299). Auch wenn dieser Schritt gegangen ist, darf nicht aus den Augen verloren werden, dass Schwierigkeiten, die im Rahmen der Entscheidungsfindung und des Wohnortswechsels des pflegebedürftigen Verwandten erlebt werden, nicht mit dem Umzug in eine geeignete Unterbrin-gung enden (Davies & Nolan 2004, S. 520). Nicht in allen Fällen bringen Heim-übergänge die erwünschte Entlastung. Insbesondere bei Ehepartnern und weibli-chen Pflegepersonen können anhaltende gesundheitliche Beeinträchtigungen und ein geringes Wohlbefinden beobachtet werden, da sie weiterhin mit negativen Gefühle ringen (Lieberman & Fisher 2001, S. 823). Auch die Qualität des Famili-engefüges unter der Pflege zu Hause sowie nach der Entscheidung zum Heimein-zug entscheidet über Gesundheit und Wohlbefinden aller Familienmitglieder (Lieberman & Fisher 2001, S. 824). In der ersten Zeit im Heim geht es für die be-troffenen Familien darum, sich physisch wie emotional einzurichten bzw. anzu-passen und familiäre Räume in der institutionellen Umgebung abzustecken (Da-vies & Nolan 2004, S. 520). Dazu gehört auch das Annehmen der neuen Rolle als Angehörige eines Heimbewohners und den damit verbundenen veränderten Auf-gaben um dessen Sorge (Dellasega & Nolan 1997, S. 446; Sury et al. 2013, S. 870).

2.4 Das Phänomen Wartezeit und das Erleben der Angehörigen in dieser Zeit

Umrandet von den kritischen Lebensereignissen, einmal in Form der Entscheidungs-findung mit Wahl eines Heimplatzes und zum zweiten in Gestalt des Umzugs selbst, erfährt die Wartezeit für die betroffenen Familien eine besondere Bedeutung und stellt vor diesem Hintergrund eine besonders vulnerable Zeit dar. Klingenfeld (1999, S. 15) hält fest, dass „die Aufnahme in ein Heim [...] kein punktuelles Ereignis dar[stellt], sondern muss als ein Übergangsprozess, bei dem sich mehr oder weniger deutlich verschiedene Phasen unterscheiden lassen, gekennzeichnet werden, obwohl der Wechsel (...) an einem bestimmten Tag ‚vollstreckt' wird". Die **Wartezeit ist eine Phase im Heimübergangsprozess**, die von der gefallenen Entscheidung über die Wahl bzw. Anmeldung in einer Einrichtung bis zur Heimaufnahme verläuft (Klingenfeld 1999, S. 49; Saup 1993, S. 143). Die folgende Abbildung 2 soll die Einordnung der Wartezeit im Heimübergangsprozess verdeutlichen:

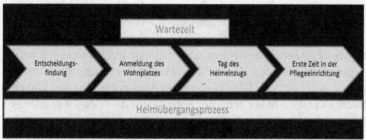

Abbildung 2: Darstellung der Wartezeit als Teil im Heimübergangsprozess

Diese Zeit stellt eine extreme emotionale Belastung für den Heiminteressenten und sein soziales Umfeld dar (Klingenfeld 1999, S. 49). Insbesondere die nähere Familie, die die Pflege und Betreuung bisher bewerkstelligte, ist mit Schuldgefühlen und Zweifeln belastet. Des Weiteren ist diese Zeit von Handlungs- und Zeitdruck geprägt, der oftmals durch eine Verschlechterung des Gesundheitszustands des älteren Menschen ausgelöst wird. Dies kann von den Angehörigen, Ärzten und weiteren Berufsgruppen rasche und im Nachhinein vielleicht übereilte Entscheidungen abverlangen und zu dementsprechend schnellen Abläufen in der Veränderung des Versorgungsarrangements führen. Weiterhin erschwerend für den zukünftigen Heimbewohner sind unfreiwillige und unvorbereitete Umzüge, zu denen überdies keine Mitsprachemöglichkeit bei der Wahl der Einrichtung und des Zeitpunkts für den Umzug bestand (Saup 1993, S.144). Dies sind Faktoren, die auch jüngere Untersuchungen wie das Review von Riedl et al. (2011) bestätigen.

Die Untersuchungen von Meiland et al. (2001), Strang et al. (2006), Reuss et al. (2005), Fjelltun et al. (2009) und Caldwell et al. (2014) dienen dazu, über die eben dargestellte Einordnung der Wartezeit im Heimübersiedlungsprozess und ihre kurz skizzierte Bedeutung für die Betroffenen hinausgehend, weiterführende Erkenntnisse während des Phänomens Wartezeit darzustellen, die sich auf das Erleben der pflegenden Angehörigen konzentrieren.

Die Studienlage zeigt zahlreiche Aspekte auf, die sich als **Einflussfaktoren auf das Belastungsempfinden der Angehörigen** während des Wartens darstellen. In einer Untersuchung mit wartenden pflegenden Angehörigen (n=93) bezeichnen sich 9 % als nicht oder kaum belastet, 41 % als etwas belastet, 31 % als mittelstark und 20 % als sehr stark belastet oder überlastet (Meiland 2001, S. 117). Vor allem Pflegepersonen mit höherem Alter, weniger Einkommen, ohne Erwerbsarbeit oder einer anderen sozialen Aufgabe, erleben die Pflege während des Wartens als negativ. Die Schwere der Demenz ist das einzige krankheitsbezogene Kriterium auf Seiten des zu Pflegenden, das die Pflegepersonen strapaziert. Auffällig hierbei ist, dass die Einschränkungen bei geringeren Demenzgraden wie ein abnehmendes Erinnerungsvermögen oder depressive Symptome als belastender wahrgenommen werden als stärkere demenziell bedingte Beeinträchtigungen (Meiland et al. 2001, S. 120). Weitere Negativfaktoren sind das Wohnen im selben Haushalt und ein hoher zeitlicher Aufwand für die Pflege. Wenig Unterstützung durch andere Personen und jüngere, zu pflegende Verwandte zehren signifikant an den Kräften der Pflegepersonen (Meiland et al. 2001, S. 118). Die Pflege in der Zeit des Wartens belastet in Ehen vor allem den pflegenden Ehepartner, wobei kein Geschlechterunterschied zu erkennen ist (Meiland et al. 2001, S. 120). Auffallend bis hierhin ist, dass sich die Situation von pflegenden Angehörigen ohne gefallene Entscheidung zur Heimunterbringung (vgl. Kapitel 1.1 und 2.3) von der Situation von Angehörigen nicht unterscheiden lässt, die sich in der Zeit des Wartens auf den Heimplatz befinden. Auch ein tiefergehender Blick auf psychologische Phänomene in den Angehörigen während des Wartens weist Analogien auf. Ist der Angehörige bereits in einer stationären Pflegeeinrichtung angemeldet, begleiten Emotionen wie Angst, Traurigkeit, Zweifel und Schuldgefühle den weiterlaufenden Entscheidungsprozess, denn bis zum Freiwerden des Platzes kann die Entscheidung zurückgezogen werden (Caldwell et al. 2014, S. 420). Es ist vor allem die Angst, den Eltern mit dem Entschluss zur Heimunterbringung das Gefühl zu geben, sie im Stich zu lassen, was zusätzlich

Streitigkeiten in der gesamten Familie hervorrufen kann (Caldwell et al. 2014, S. 419). Auch ambivalente Gefühle prägen den mit der gefallenen Entscheidung einhergehenden Verarbeitungsprozess, denn pflegende Angehörige zweifeln einerseits an der Entscheidung, ob die Heimunterbringung das richtige für das Familienmitglied sein wird, ahnen auf der anderen Seite gleichzeitig die anstehende Entlastung in Folge der Aufgabe der häuslichen Pflegeverantwortung, was zu Schuldgefühlen führen kann (Strang et al. 2006, S. 35f.). Ein geringes Einkommen und eine als gut empfundene Beziehung zum pflegebedürftigen Angehörigen entlasten signifikant die familiären Pflegepersonen während des Wartens (Meiland et al. 2001, S. 118). Sich bewusst Zeit für sich zu nehmen, in der Übernahme neuer sozialer Rollen Ablenkung zu finden, sich im Loslassen zu üben und einen positiven Blick auf die Veränderung zu entwickeln, sind individuelle Strategien, die bei der Verarbeitung helfen (Strang et al. 2006, S. 38). Nach Caldwell et al. (2014, S. 416f.) befinden sich Angehörige zu dem Zeitpunkt, an welchem sie ihre an Demenz erkrankten Verwandten auf die Warteliste für einen Wohn- oder Pflegeplatz setzen, in verschiedenen Stadien. Sie reichen davon, bereit für den Umzug zu sein, sich „nur für alle Fälle" anzumelden über die Haltung, ein Platz auf der Warteliste ist ein erster Schritt zur Heimunterbringung, bis hin zur dringlichen Notwendigkeit beispielsweise aufgrund eines akuten Ereignisses. Die Tatsache, dass Wartelisten vor Heimeinzügen im australischen Pflegesystem üblich sind, bedingt den Umstand für viele Angehörige, einen Platz auf der Warteliste einzunehmen bzw. in Kauf nehmen zu müssen. Aber auch die anzunehmend steigende Belastung durch die Betreuung zu Hause, erwartete Zustandsverschlechterungen des erkrankten Familienmitglieds oder ein positiver Ruf der Einrichtung veranlassen manche Verwandte zu dieser Entscheidung bereits zu einem früheren Zeitpunkt (Caldwell et al. 2014, S. 417f.).

Wartezeiten können unterschiedlich lang andauern und ihre Enden unbestimmt sein. Den Zeitpunkt für das Ende der Wartezeit nicht zu wissen, verunsichert die Betroffenen massiv und führt zu Gefühlen der Unruhe und Ängstlichkeit. Eine angemessene Planung und Organisation des Umzugs wird durch die Ungewissheit erschwert (Reuss et al. 2005, S. 26). Kürzere Wartephasen mit nachvollziehbaren und festgesetzten Terminen begünstigen dagegen den Übersiedlungsprozess, nehmen die Unsicherheit während des Abwartens und erleichtern die Organisation (Reuss et al. 2005, S. 26).

Die häusliche Pflegesituation kann durch professionelle Pflegedienste und soziale Unterstützung erleichtert werden (Meiland et al. 2011, S. 117). Vor allem der Austausch mit anderen Familienmitgliedern ist für die Hauptpflegeperson eine bedeutende Hilfe, aber auch Freunde und andere Personen in ähnlichen Situationen sind geeignete Ansprechpartner (Strang et al. 2006, S. 38).

Besondere Merkmale stützen die Betrachtung der **Wartezeit als vulnerable Phase im Leben der betroffenen Angehörigen**. Der Beginn der Wartezeit mit dem Zeitpunkt, an dem ein Familienmitglied einen Wartelistenplatz bekommt, ist nach Strang et al. (2006, S. 33) ein markanter Lebensabschnitt und die Autoren beschreiben mit vier Titeln das Erleben der pflegenden Angehörigen zu diesem Zeitpunkt: **Krise als Initiator, Synchronizität, Kontrolle** und **Reziprozität** zwischen den zu pflegenden und den pflegenden Verwandten. Krisen können ungeplante Krankenhausaufenthalte, aber auch Ergebnis eines stetig zunehmenden Pflege- und Betreuungsaufwands bei schleichenden Überforderungssymptomen sein (Strang et al. 2006, S. 33f.). Synchronizität meint das Zusammenfallen von der Verfügbarkeit eines Wohnplatzes und der Akzeptanz seitens der pflegenden Angehörigen, diesen Schritt zu gehen und die Pflege zuhause aufzugeben (Strang et al. 2006, S. 34). Entweder fühlen die betroffenen Angehörigen, die Situation – zumindest in der eigenen Wahrnehmung oder unter ständigen Anstrengungen – zu kontrollieren oder die Kontrolle verloren zu haben (Strang et al. 2006, S. 34). Zu beobachten ist, dass während des Wartens damit begonnen wird, die Verantwortung bestimmter Pflegeaufgaben zu verteidigen, bevor diese künftig das Personal der Einrichtung erbringt. Dies ist eine Handlung, um Kontinuität und Kontrolle aufrechtzuerhalten, wenn befürchtet wird, diese durch den Heimübergang zu verlieren (Strang et al. 2006, S. 36f.). Wechselwirkungen innerhalb der Pflegebeziehung beeinflussen maßgeblich die Bedingungen, unter denen gepflegt wird als auch die Motive dafür, die Pflege zu Hause zu beenden. Um die Erwartungen der pflegebedürftigen Mutter – die zu ihrer Zeit ihre Mutter im Alter versorgte – zu erfüllen, übernimmt bspw. eine erwachsene Tochter entgegen ihren eigenen Vorstellungen zunächst die Pflegeverantwortung. Dies kann ein ungünstiger Umstand sein, der sich in der Pflege der Mutter niederschlägt und eine Heimaufnahme wahrscheinlicher machen kann. Im Umkehrschluss bedeutet dies, dass kongruente Erwartungen zwischen den beiden beteiligten Personen die Pflege dagegen erleichtern (Strang et al. 2006, S. 35). Auch bei Entscheidungen wie die Aufgabe der häuslichen Pflege können kongruente Vorstellungen zum Tragen kommen und damit das Warten im Falle von übereinstimmenden Erwartungen möglicherweise positiv begleiten oder zumindest nicht zusätzlich erschweren. So fällt es den betroffenen Familien verständlicherweise leichter, einen Heimplatz zu wählen, wenn die erkrankte Person einwilligt (Caldwell et al. 2014, S. 421).

Der getroffene Entschluss arbeitet während des Wartens in den pflegenden Angehörigen weiter, auch wenn sie zunächst eine Meinung gegenüber dem bevorstehenden Heimeinzug eingenommen haben und je nach Haltung ist die **Auseinandersetzung mit unterschiedlichen ethischen Themen** zu beobachten (Fjelltun et al. 2009, S. 3082). So können sie der Auffassung sein, die Heimaufnahme ist angesichts des Pflegebedarfs angemessen, was einen Umzug rechtfertigen würde, oder sie stehen der Heimaufnahme zwiegespalten gegenüber oder sind skeptisch, ob die Heimaufnahme unter Zwang stattfindet. Ist in ihren Augen die stationäre Versorgung angesichts des Pflege- oder Betreuungsbedarfs gerechtfertigt, spiegeln sich mögliche ethische Dilemmata in Fragen der Gerechtigkeit, Autonomie, Wohltätigkeit, Gleichheit und Gleichberechtigung wider. Diese Aspekte sind auch vor dem Hintergrund zu sehen, dass Wohnplätze in der stationären Altenhilfe in Norwegen ein knappes Gut sind. Derartige persönliche Beurteilungen sowie ethische Abwägungen über die Notwendigkeit der möglichen Heimunterbringung können sich während der Wartezeit durchaus verändern. In vielen Fällen werden die nach der Wartezeit verfügbar gewordenen Heimplätze von den Angehörigen letzten Endes abgelehnt. Im Laufe der Wartezeit begannen sie, an der Richtigkeit ihrer Entscheidung zu zweifeln und sie bekamen Angst, ihr Familienmitglied zur Heimunterbringung gezwungen zu haben (Fjelltun et al. 2009, S. 3086). Auch Caldwell et al. (2014, S. 421) führen Argumente an, warum frei gewordene Plätze nach einer Wartezeit dennoch abgelehnt werden. Die Angehörigen sehen die Versorgung zu Hause als (doch) noch möglich an, möchten sich die Option weiterhin offenlassen, das verfügbare Angebot passe (doch) nicht zum Bedarfsfall oder es bestehen familiäre Uneinigkeiten bezüglich der Heimunterbringung.

2.5 Zusammenfassung

Zunächst kann die Schlussfolgerung gezogen werden, dass sich das Belastungsempfinden und dessen Beeinflussung von pflegenden Angehörigen mit gefallener Entscheidung zum Heimeinzug zu Angehörigen ohne gefassten Entschluss und Anmeldung in einer Institution der stationären Altenhilfe kaum unterscheiden. Die dargestellten Belastungen in pflegenden Familien treten unabhängig davon auf, in welcher Phase der Pflege zu Hause sie sich befinden und ob sie sich erst mit einer Heimunterbringung befassen oder bereits für einen Wohnplatz angemeldet sind. Insbesondere zwischen Merkmalen hinsichtlich des Belastungsempfindens während des gesamten Heimübergangsprozess und während der Wartezeit sind deutliche Ähnlichkeiten feststellbar, was insofern auch nachzuvollziehen ist, da die Wartezeit eine begrenzte Phase im Heimübergangsprozess ist. Dennoch ist das Fortführen der häuslichen Pflege während des Wartens auf den nun zuge-sicherten Heimplatz eine enorme zusätzliche Herausforderung für die betroffe-nen Pflegepersonen, insbesondere dann, wenn das familiale Versorgungssystem bereits stark belastetet ist (Strang et al. 2006, S. 29; Meiland et al. 2001, S. 119; Caldwell et al. 2014, S. 422). Dies bestätigt die Betrachtung der Wartezeit als eine vulnerable Phase im Leben der betroffenen Menschen. Die hauptsächlichen Belas-tungen für die Angehörigen begründen sich in der Charakteristik des zu Pflegen-den und im Pflegekontext sowie in den Umständen des Wartens. Entlastungen liegen dagegen eher auf Seiten der (Haupt-) Pflegepersonen selbst oder sind bei professionellen oder informellen Unterstützungsformen zu finden. Die Wartezeit beginnt oftmals mit einer Krise als Schlüsselerlebnis in der häuslichen Pflege, das einen Heimübergang maßgeblich forcieren kann, wenn die Heimunter-bringung die scheinbar einzige Lösung ist. Für die pflegenden Angehörigen geht es darum, Herr der Situation zu bleiben oder die Kontrolle wieder zu erlangen. Dies spielt sich vor dem biographischen Hintergrund von mindestens zwei Menschen – im Fall einer Hauptpflegeperson für das Familienmitglied – und deren persönlichen Werten und Vorstellungen ab. Für ein Verständnis über das Empfinden der pfle-genden Angehörigen während des Wartens ist es daher immanent, die erlebten Emotionen vor dem Hintergrund der Beziehung innerhalb des Pflegeverhältnis-ses in den Blick zu nehmen, und zwar unabhängig davon, ob diese als gut oder schlecht empfunden wird.

Die Darstellung des Forschungsstands erlaubt überdies den Schluss, dass ähnlich zu den Belastungen unter häuslicher Pflege (vgl. Kapitel 1) auch das Erleben des Heimübergangsprozesses und die damit verbundenen Herausforderungen für die betroffenen Menschen, insbesondere die pflegenden Angehörigen, in der Litera-tur ausreichend Beachtung findet (vgl. Kapitel 2.3). Dagegen ist das Erleben der pflegenden Angehörigen während der vulnerablen Zeit des Wartens zwischen Anmeldung und Umzug in der internationalen Literatur noch wenig untersucht (vgl. Wilson et al. 2014, S. 13). Im nationalen Kontext ist es (zumindest in dem letzten Jahrzehnt) gänzlich nicht untersucht (vgl. Kapitel 2.4). Die vorliegende Arbeit möchte über das oben beschriebene Erkenntnisinteresse hinaus einen Bei-trag leisten, die Forschungslücke in der hiesigen pflegewissenschaftlichen Stu-dienlandschaft zu schließen, indem sie das Erleben der pflegenden Angehörigen während der Zeit des Wartens genauer in Augenschein nimmt.

3 Methodisches Vorgehen

Beginnend mit der Entwicklung und Präzisierung der Forschungsfrage (Kapitel 3.1), gefolgt von der Begründung des gewählten Forschungsdesigns (Kapitel 3.2) über die Darstellung der Datenerhebung (Kapitel 3.3) bis abschließend zur Beschreibung der Datenauswertung (Kapitel 3.4), widmet sich dieses Kapitel dem methodischen Vorgehen des Forschungsvorhabens.

3.1 Forschungsfrage

Folgende Frage liegt der Untersuchung zu Grunde: **Wie ist das Erleben von Angehörigen während der Wartezeit auf einen Wohnplatz für ein pflegebedürftiges Familienmitglied in einer stationären Langzeitpflegeeinrichtung?** Der Wartezeit, als die Zeit, die von der gefällten Entscheidung mit Wahl und tatsächlicher Anmeldung des Heimplatzes bis zum Tag des Heimeinzugs verbracht wird, kommt als Phase im Übersiedlungsprozess und der damit verbundenen Bedeutung für den älteren, pflegebedürftigen Menschen und seinen Familienangehörigen eine besondere Bedeutung zu (Kapitel 2.3 und 2.4). Ebenso sind die unumstritten hohen Belastungen der großen Gruppe der pflegenden Angehörigen, ihre Umgangsformen mit diesen und unterstützende oder helfende Maßnahmen Gegenstand zahlreicher pflege- und gesundheitswissenschaftlicher Untersuchungen (Kapitel 1.1), aber auch Thema angrenzender Disziplinen wie der Gerontologie (vgl. Bruder 1988) oder Soziologie (vgl. Zeman 2005). Aus pflegewissenschaftlicher Sicht mangelt es bisher an der analytischen Aufbereitung der psychischen Erscheinungen der pflegenden Angehörigen. Daher soll das Erleben der pflegenden Angehörigen besondere Aufmerksamkeit erfahren, wobei die vorliegende pflegewissenschaftliche Arbeit zwei besondere Akzente setzt. Zum einen fokussiert sich der Blick auf eine besondere Zeit im Leben der Familien, nämlich die Latenzzeit zwischen Anmeldung für einen Heimplatz und Heimeinzug, Zum anderen wird eine Betrachtungsweise eingenommen, die nach möglichen psychologisch begründeten Phänomenen bei der Zielgruppe fragt. Als Bezugsrahmen zu letzterem werden die von Gröning et al. (2004) generierten Ergebnisse zur häuslichen Pflege und familialen Entwicklung genutzt. Die Forscherinnen nehmen eine tiefenpsychologisch-orientierte Betrachtung der familialen Pflege ein und es zeigt sich, dass sowohl die Haltung zu Pflegen als auch die Gestaltung der Pflege zuhause maßgeblich von biographischen Erfahrungen im Leben der pflegenden Verwandten abhängig sind. Die hauptsächlichen Merkmale familialer Pflege nach Gröning und ihren Kolleginnen (2004) wurden ebenfalls im ersten Kapitel dieser Arbeit vorgestellt.

3.2 Begründung des qualitativen Forschungsdesigns

Zur Annäherung an die formulierte Fragestellung ist ein Forschungsdesign zu wählen, welches die Abbildung der subjektiven Sichtweisen pflegender Angehöriger erlaubt, die zwischen Anmeldung und Heimaufnahme ihres pflegebedürftigen Familienmitglieds eine Zeit von wenigstens ein paar Tagen verbrachten. Damit begründet der Forschungsgegenstand selbst die Wahl des Forschungsdesigns. „Qualitative Forschung hat den Anspruch, Lebenswelten 'von innen heraus' aus der Sicht der handelnden Menschen zu beschreiben" (Flick et al. 2012, S. 14). Ihr Ziel ist es, durch eine offene Grundhaltung in eigentlich Bekanntem Neues oder Unbekanntes zu entdecken und darüber das Verständnis von sozialen Wirklichkeiten zu verbessern. Innerhalb der qualitativen Forschungsausrichtung soll eine Perspektive eingenommen werden, die den Zugang zu „subjektiven Bedeutungen und individuellen Sinnzuschreibungen" realisieren möchte (Flick et al. 2012, S. 18). Für das eigene Forschungsvorhaben heißt das, die „soziale Wirklichkeit" dieser Personengruppe während der Zeit zwischen Anmeldung und Heimeinzug eines pflegebedürftigen Familienmitgliedes zu erkunden und zu einem besseren Verständnis darüber beizutragen (Flick et al. 2012, S. 14). Der Untersuchungsgegenstand ist wie bereits dargestellt bisher wenig erforscht, es gilt für das „Neue im Untersuchten" (Flick et al. 2012, S. 17) offen zu sein. Die Beforschten bilden zudem aufgrund ihrer Lebenslage eine eher vulnerable Zielgruppe und jedem einzelnen ist in seinem persönlichen Befinden daher unbedingt Rechnung zu tragen (vgl. Kapitel 4). Somit ist ein **qualitatives Forschungsdesign** einer quantitativ forschenden Methodik vorzuziehen.

Qualitative Forschung ist nach dem Sozialwissenschaftler Lamnek (2010, S. 30f.) interpretativ, naturalistisch, kommunikativ, reflexiv und qualitativ. Im Einzelnen und in Bezug auf das vorliegende Forschungsvorhaben bedeuten diese Kennzeichen: Durch Interpretation von subjektiven Aussagen, die in textlichem Material festgehalten sind, soll der Sinn der sozialen Realität – Erleben der pflegenden Angehörigen während der Wartezeit auf einem Heimplatz – erst konstruiert werden und nicht bereits objektiv vorgegeben sein. Das Untersuchungsgebiet ist keine künstliche Umgebung, sondern die natürliche Welt. Neben der teilnehmenden Beobachtung, spielen kommunikative oder dialogische Strukturen bzw. Prozesse eine entscheidende Rolle im qualitativen Forschungsparadigma. Denn über Kommunikation werden die Daten zum Erkunden und Verstehen der sozialen Wirklichkeit gewonnen. Das Interview ist häufig das Mittel der Wahl. Die stets begleitende Reflexion der Forscherin über ihr Handeln und ihre Wahrnehmungen ist ein weiteres Merkmal qualitativer Forschung und äußert sich darüber hinaus in einer zirkulären Forschungsstrategie, die das Abweichen von ursprünglich geplanten Schritten oder gewählten Methoden bedeuten kann (Lamnek 2010, S. 174). Die Ergebnisse der Reflexions- und Änderungsprozesse tragen letztlich zum Erkenntnisgewinn bei und sind kein störender oder zu bereinigender Faktor wie in quantitativen Untersuchungen (Flick et al. 2012, S. 23). Der Nutzen von qualitativen Forschungsmethoden liegt gegenüber den quantitativen Methoden darin, dass sie dem Untersuchungsgegenstand offen und angemessen gegenübertreten (Lamnek 2010, S. 31). Das Kriterium der Offenheit ist auch ein Anspruch, den das episodische Interview innehat.

3.3 Methode und Durchführung der Datenerhebung: Episodisches Interview, Stichprobe und Feldzugang

Innerhalb des qualitativen Forschungsdesigns dienen **leitfadengestützte, episodische Interviews** als Methode zur Datengenerierung. Allgemeinhin sind qualitative Interviews nicht nur in Bezug auf den Untersuchungsgegenstand offener, sondern auch in ihrem Verlauf flexibler handzuhaben als quantitativ-standardisierte Interviewformen und zeichnen ein der Realität näheres und plastischeres Bild von den Perspektiven der Beforschten (Flick et al. 2012, S. 17 und 25).

Einsatz findet das episodische Interview, wenn es im Rahmen des zu untersuchenden Themas sowohl um (Fakten-) Wissen als auch um Erfahrungen aus subjektiver Perspektive geht (Flick 2011, S. 279). Grundsätzlich setzt diese Interviewart darauf, dass die befragten Personen hinsichtlich des Untersuchungsgegenstandes Erfahrungen vermitteln können, die in zwei verschiedenen Formen von Wissen anzutreffen sind. Unterschieden wird zwischen dem narrativ-episodischen Wissen, das aus den eigenen Erfahrungen und Erinnerungen gespeist wird und sich an Situationsabläufen entlangzieht, und dem semantischen Wissen (Lamnek 2010, S. 331). Damit ist das aus Erfahrungen abgeleitete Wissen gemeint, aus welchem das Befragungssubjekt Generalisierungen, Abstraktionen, Zusammenhänge oder Beziehungen konstruieren oder der Forscher Regelmäßigkeiten für seine Argumentation ableiten kann (Lamnek 2010, S. 331f.). Dementsprechend stellt das episodische Interview eine Methodenkombination (Triangulation) aus dem Interviewtyp der offenen Befragung zum Erhalt von semantischen Wissen und der relativ freien Erzählung (wie in der narrativen Interviewform) dar, die zum Gewinnen von episodischen Wissen aus Erinnerungen an Situationen dient. Das episodische Interview nutzt Fragen und Antworten ebenso wie Erzählanstöße (Flick 2011, S. 273). Dieser Interviewstil ähnelt der Alltagskommunikation (Lamnek 2010, S. 332), was den Interviewpartnern der vorliegenden Untersuchung entgegenkommen soll.

Die auf der nächsten Seite abgebildete Tabelle zeigt den entwickelten Leitfaden als das Instrument zur Interviewführung in Kurzform. Die Langversion des Interviewleitfadens ist als Anlage A im Anhang dieser Arbeit zu finden.

Die inhaltliche Ausrichtung basiert auf den gesammelten Erkenntnissen über den Forschungsstand zum Thema und dem theoretischen Bezugsrahmen. Die Fragen wurden anhand der so genannten SPSS-Methode ausgewählt und formuliert (Helfferich 2011, S. 178-189). Den sieben Bereichen, je ein Bereich entspricht einer Unterfrage zu oben stehender Forschungsfrage, sind jeweils Erzählaufforderungen vorangestellt, um den Interviewpartnern regelmäßig Anstöße zum Erzählen zu geben. Aufrechterhaltungsfragen unterstützen bei Bedarf den Erzählfluss. Biographische Situationen, über die die Interviewten aus ihrer Sicht berichten sollen, sind beispielsweise die Übernahme der Pflegeverantwortung für das ältere Familienmitglied und das Entscheidungsmoment zur Heimübersiedlung. Mehr oder weniger offen formulierte Nachfragen zielen auf semantisches Wissen ab, das ebenso zur Abbildung des Untersuchungsgegenstands nötig ist. Dadurch könnte den Probanden zwischen den Phasen des freien Erzählens die meist unbekannte, erzählgenerierende Interviewform erleichtert werden, indem stellenweise auch klare und knappere Antworten gegeben werden können.

Tabelle 3: Interviewleitfaden

Forschungsfrage:

Wie ist das Erleben von Angehörigen während der Wartezeit auf einen Wohnplatz für ein pflegebedürftiges Familienmitglied in einer stationären Langzeitpflegeeinrichtung? (Die gemeinte Wartezeit umfasst den Zeitraum von der Anmeldung in einem Alten- und Pflegeheim bis zum Tag des Heimeinzugs)

Themenbereiche und Erzählaufforderungen [Frage 6] nur bei Interviewpartnern nach Heimeinzug]:

1)   Wie beschreiben sie die Motivation zur Übernahme der familialen Pflege?
Wie Sie ja wissen, interessiere ich mich dafür, wie pflegende Angehörige die Zeit ab Anmeldung für einen Heimplatz und bis zum Tag des Heimeinzugs des von ihnen versorgten Menschen erleben. Ich werde Sie zunächst nicht unterbrechen, mache mir nur einige Notizen und bitte Sie zum Einstieg, sich an die Zeit zu erinnern, als [Ihre Mutter/Ihr Vater/Ihr Mann/...] pflegebedürftig wurde. Wie war das?

2)   Wie beschreiben sie Ausgangssituation und Gründe für die Auseinandersetzung mit einem Heimeinzug und die dann getroffene Entscheidung?
Können Sie sich bitte an die Situation erinnern, als sie das erste Mal dachten „Nun geht es zu Hause nicht mehr"? Können Sie mir diese Situation beschreiben?

3)   Welche in der Wartezeit erlebten Gefühle beschreiben sie?
Sie haben mir ja jetzt schon sehr viel davon erzählt, wie Sie [Ihre Mutter/Ihren Vater/Ihren Mann/...] selbst gepflegt haben und wie es dazu kam, dass Sie über einen Umzug in ein Heim nachgedacht und einen Heimplatz gefunden haben. Und nun steht auch der Umzug an/Dann schließlich erfolgte auch der Umzug. Können Sie sich bitte an den Tag erinnern, als Sie [Ihre Mutter/Ihren Vater/Ihren Mann/...] im Alten- und Pflegeheim angemeldet haben. Wie ging es Ihnen an diesem Tag und wie entwickelte es sich weiter?

4)   Wie erleben sie die Beziehung zum pflegebedürftigen Familienmitglied nach der Anmeldung im Alten- und Pflegeheim?
Denken Sie bitte an die Zeit nach der Anmeldung im Heim... Können Sie mir eine Situation schildern, die typisch für die Beziehung zu [Ihrer Mutter/Ihrem Vater/Ihrem Mann/...] in dieser Zeit ist/war?

5)   Zu welchen in der Wartezeit erlebten emotionalen Problemen (negativen Gefühlen) beschreiben sie individuelle Ressourcen? Was gab es an weiterer Unterstützung, wo und wie wurde diese erfahren?
Sie haben mir vorhin von [belastenden] Gefühlen berichtet, die sie während dieser Zeit – in der der Heimplatz angemeldet war, der Umzug aber noch bevorstand – hatten und vielleicht auch weiterhin spüren. Was gibt/gab Ihnen denn Kraft?

6)   Rückblickendes Resümee auf die Wartezeit (wenn Heimeinzug in der Vergangenheit liegt)
Nun lebt [Ihre Mutter/Ihr Vater/Ihr Mann/...] seit [xxx Wochen/Monaten] im Pflegeheim. Nun möchte ich gerne so eine Art Resümee über die Wartezeit ziehen. Wenn Sie jetzt aus der Distanz nochmal auf die Zeit von der Anmeldung und bis es dann zu dem Umzug kam zurückblicken, wie sehen Sie dann diese Zeit so insgesamt und sich und [Ihre Mutter/Ihren Vater/Ihren Mann/...]?

7)   Abschlussfrage und Verabschiedung
Bevor wir zum Abschluss unseres Gesprächs kommen, möchte ich Ihnen noch eine Frage stellen: Was wünschen Sie sich für die nächste Zeit?

Jetzt haben wir beide uns sehr ausführlich unterhalten und von meiner Seite aus, wäre es das. Sie haben sich ja vielleicht auch vor dem Interview schon ein paar Gedanken zu dem Thema gemacht, gibt es von Ihnen aus etwas, was Ihnen wichtig ist und bisher im Interview noch nicht angesprochen wurde und was Sie mir gerne noch erzählen möchten? Von meiner Seite aus herzlichen Dank, dass Sie sich die Zeit für das Interview genommen haben!

Wahl der Stichprobe

Die Interviewpartner sollten Angehörige sein, die ein Familienmitglied zu Hause ohne oder mit Unterstützung professioneller Dienste pflegen oder pflegten und auf einen angemeldeten Heimplatz warten oder den Umzug kürzlich erlebten. Im Laufe des Vorhabens musste davon Abstand genommen werden, pflegende Angehörige rekrutieren zu können, die sich zur selben Zeit tatsächlich vor einem Heimeinzug befinden. Generell schien es zum Untersuchungszeitpunkt zum Jahreswechsel von 2013 auf 2014 zumindest in der Region Stadt Bremen eher unüblich, dass die betroffenen Personen eine längere Wartezeit erleben. Dennoch finden Anmeldung und Heimeinzug naturgemäß nicht am selben Tag statt. Insofern wurde das Einschlusskriterium aufgeweicht, indem zwischen Anmeldung und mit Zusage des Heimplatzes und Umzug mindestens ein paar Tage liegen sollten und die Angehörigen retrospektiv über diese Zeit berichten, auch wenn diese kein Warten im strengen Sinn bedeutete, denn der Heimplatz war bereits zugesichert. Um ein breites Spektrum der Interviewpartner zu gewährleisten, wurden keine Bestimmungen hinsichtlich des Alters, Geschlechts, der sozialen und wohnlichen Verhältnisse oder des Pflegeverhältnisses definiert. Insgesamt konnten acht Interviewpartner und Interviewpartnerinnen gefunden werden. In der vorliegenden Arbeit sind davon fünf Gespräche analytisch aufbereitet.[10]

Das Sample bestand schließlich aus drei Töchtern, einem Ehemann sowie einer weiteren Tochter, die von ihrer Mutter (der Ehefrau des pflegebedürftigen Heimbewohners) begleitet wurde. Allen Personen ist zum Interviewzeitpunkt gemeinsam, dass sie die Hauptpflegepersonen in der Häuslichkeit waren und die Heimübergänge ihrer Mütter, seiner Ehefrau und ihres Vaters bzw. Ehemanns erlebten. Die drei Töchter sind 60, 63 und 67 Jahre und ihre verwitweten Mütter sind 87, 92 und 86 Jahre alt. Die Ehefrau des 84-jährigen interviewten Ehemanns ist 83 Jahre alt. Die vierte Tochter ist 45 Jahre alt und ihr Vater zum Interviewzeitpunkt im 83. Lebensjahr. Während des interessierenden Zeitraums ist eine der Töchter geringfügig beschäftigt, eine weitere befindet sich in einem Arbeitsverhältnis in Teilzeit. Die beiden übrigen Töchter sind im Vorruhestand. Der Ehemann ist Rentner. Alle vier Frauen sind verheiratet und haben eigene, erwachsene oder heranwachsende Kinder. Zur Familie des interviewten Mannes gehören zwei erwachsene Kinder. Eine Tochter ist das einzige Kind ihrer Eltern, die anderen drei Frauen haben jeweils ein Geschwister. Die befragten Töchter

---

[10] Die drei übrigen Interviews erwiesen sich aufgrund verschiedener Kriterien als ungeeignet, welche sich erst im Laufe der Gesprächssituationen bzw. nach diesen herausstellten (Interviewdauer kürzer als 15 Minuten; Heimeinzug lag über sechs Monate zurück; der Verwandte war nur zur Kurzzeitpflege in der stationären Pflegeeinrichtung).

und deren Mütter lebten in den Zeiten vor den Heimübergängen in getrennten Haushalten, wohnten dabei aber im selben Ort oder maximal acht Kilometer voneinander entfernt. Die vierte Tochter lebte mit ihrer Familie zusammen im Haus der Eltern. Der männliche Interviewpartner und seine Frau wohnen bzw. wohnten in einem Eigentumshaus, bevor ihr Umzug nach einem Zwischenaufenthalt in einer vollstationären Pflegeeinrichtung schließlich in eine Wohngemeinschaft für an Demenz erkrankte Menschen erfolgte. Die drei befragten Töchter konnten die Zeitspannen, in denen die drei Mütter in ihren vier Wänden auf Hilfe angewiesen waren, nur ungenau terminieren. Erste, kleinere Unterstützungs- oder Betreuungsbedarfe haben teilweise bereits Jahre vor den Heimumzügen eingesetzt. Eine Pflege im Sinne der vollständigen Übernahme der Aktivitäten des täglichen Lebens fand in keinem Fall statt. Auch für die anderen beiden Fälle ist weniger von einer körperlich-orientierten Pflege zu sprechen, vielmehr benötigten die Ehefrau wie auch der Vater bzw. Ehemann aufgrund ihrer demenziellen Erkrankungen kontinuierliche Beaufsichtigung durch die Familie bzw. die Hauptpflegepersonen. Vor allem deren herausfordernden und agitierten Verhaltensweisen erschwerten den interpersonalen Umgang und Alltag zu Hause. In diesen beiden Fällen wurde die Dauer der häuslichen Betreuungszeit mit ungefähr einem Jahr bis hin zu zwei Jahren angegeben. Von professioneller Seite aus waren in den untersuchten Familien ambulante Pflegedienste unterstützend tätig (in erster Linie zur medizinischen Behandlungspflege oder Sicherstellung der Medikamenteneinnahme) oder sie nahmen kontinuierlich Tages- und zeitweilig Kurzzeitpflegeangebote in Anspruch. Auch der Anschluss an Selbsthilfe- und Angehörigengruppen wurde von den familiären Hauptpflegepersonen gesucht und angenommen. Zwischen Anmeldung bzw. Zusage des Heimplatzes lagen in den untersuchten Fällen Zeiträume von wenigen Tagen bis zu drei, sechs, acht oder gar elf Monaten. Auch diese Zeiten des Übergangs resp. Wartens ließen sich schwer terminieren, da in drei Fällen zunächst ein Einzug in Einrichtungen stattfand, die sich als nicht geeignet für das jeweilige Familienmitglied erwiesen und weitere Umzüge erforderten. Derartige Übergangsprozesse fanden ihr Ende also erst nach den zweiten Umzügen.

An den Gesprächssituationen nahmen vier Interviewpartner alleine teil. Das Interview mit der Tochter des zu pflegenden Vaters wurde von dessen Ehefrau begleitet. Die Interviews fanden zwei Wochen bis fünf Monate nach den Umzügen der Familienmitglieder statt. Die geführten Interviews wurden mit einem Tonbandgerät der Marke Olympus VN-713PC aufgezeichnet. Um Nachfragen zu stellen, dienten der Untersucherin kurze Notizen während der Gesprächssituation. Die Angaben zu den demografischen Merkmalen und zur Gesprächsatmosphäre hielt die Untersucherin im Anschluss an die Gespräche schriftlich fest. In zwei Fällen besuchte die Interviewerin die Gesprächspartner in deren zu Hause, zu den anderen drei Gesprächen trafen sich die Gesprächspartnerinnen in den Alten- und Pflegeeinrichtungen, in denen die Mütter bzw. der Vater zum Interviewzeitpunkt lebten.

Die nachstehende Tabelle dient der Veranschaulichung der Stichprobe bestehend aus den sechs Interviewpartnern und deren wesentlichen Merkmalen.

Tabelle 4: Soziodemographische Merkmale des Samples und Interviewdauer

Nr.	Alter	familiäre Beziehung zur gepflegten Person	Familienstand	Umfang der Berufstätigkeit	gemeinsamer Haushalt mit zu pflegender Person	Dauer des Interviews (Min.)
IP1	63	Tochter	verheiratet	Vorruhestand	nein	48
IP2	67	Tochter	verheiratet	Vorruhestand	nein	54
IP3	60	Tochter	verheiratet	geringfügige Beschäftigung	nein	30
IP4	45	Tochter	Verheiratet	Teilzeitbeschäftigung	ja	45
IP5	k.A.	Ehefrau	verheiratet	Ruhestand	ja	
IP6	84	Ehemann	verheiratet	Ruhestand	ja	87
						Median: 48 Mittelwert: 52, 8

Feldzugang

Zur Rekrutierung der befragten Personen wurde ein einseitiges Din A4-Informationsschreiben entworfen und über verschiedene Wege verteilt. Am 10. Dezember 2013 wurden 81 Einrichtungen der stationären Altenhilfe in der Stadt Bremen und ein weiteres Mal am 17. Januar 2014 per E-Mail über das Forschungsvorhaben informiert (vgl. Anhang B) und gebeten, das Informationsschreiben an in Frage kommende Angehörige weiterzugeben.[11] Das entwickelte Informations-schreiben wurde im Zuge der anfänglich aufgetretenen Schwierigkeiten bei der Rekrutierung einmal überarbeitet und ist im Anhang (C) dieser Arbeit in seiner zweiten Version abgebildet. [12] Ebenfalls im Dezember 2013 und Ja-

---

[11] Die Auswahl der Einrichtungen mit einem vollstationären Versorgungsauftrag in der Stadt Bremen und die entsprechenden E-Mail Adressen wurden über die Website „www.heimverzeichnis.de" und institutionseigene Internetauftritte ermittelt.

[12] Die Überarbeitung bestand im Wesentlichen darin, dass der Begriff *Wartezeit* durch die *Zeit zwischen Anmeldung und Heimeinzug* ersetzt wurde. Es stellte sich durch Nachfragen bei den angeschriebenen Pflegepraktikern heraus, dass es für sie keine Wartezeit im strengen Sinn gebe. Daher finde das Anliegen der

nuar 2014 wurden zusätzlich über persönliche Kontakte zu Pflegeeinrichtungen in Bremen, Niedersachsen und Bayern direkt Heim- und Pflegedienstleitungen auf das Anliegen der Forscherin angesprochen. Am 13. Januar 2014 erschien im Newsletter der *Demenz Informations- und Koordinationsstelle Bremen* (DIKS) ein Aufruf zur Studienteilnahme.[13] Am 23. Januar 2014 wurden 20 Tagespflegeeinrichtungen ebenfalls per E-Mail über das Vorhaben informiert und um Unterstützung bei der Suche nach Interviewpartner gebeten.[14] Dieser Weg wurde unter der Vorannahme gewählt, dass pflegende Angehörige, deren Familienmitglieder Tagespflegeeinrichtungen besuchen, womöglich weniger eingebunden und und somit offener gegenüber einer Befragung sind. Andererseits könnte es über diesen Weg schwieriger sein, passende Probanden zu finden, deren Familienmitglied bereits in einem Heim angemeldet ist. In einem Pflegestützpunkt wurden ebenfalls die Informationsschreiben für Interviewpartner ausgelegt. Über ein Dienstleistungszentrum der *Paritätischen Gesellschaft für soziale Dienste mbH* (PGSD) in Bremen besuchte die Untersucherin am 12. Februar 2014 eine Angehörigengruppe, um dort ihr Vorhaben anzubringen. Die Mitarbeiterinnen des Dienstleistungszentrums vermittelten überdies in den Beratungen ihrer Klienten, wenn passend, den Kontakt zur Untersucherin.

Die erfolgreiche Rekrutierung von acht Interviewpartnern gelang schließlich über den Kontakt mit dem Dienstleistungszentrum (PGSD) einschließlich des Besuchs der angegliederten Angehörigengruppe (zwei Probanden) sowie über zwei stationäre Pflegeeinrichtungen, je eine in Bayern und im Bremer Umland (jeweils drei Probanden), die nach persönlichen Gesprächen mit den vermittelnden Personen für die Unterstützung des Forschungsvorhabens gewonnen werden konnten.

3.4 Methode der Datenauswertung: Zusammenfassende qualitative Inhaltsanalyse

Die Untersucherin transkribierte für die vorliegende Qualifizierungsarbeit wörtlich fünf Interviews mittels der Transkriptionssoftware *f4*, um sie in die Datenanalyse zu überführen. Das Transkriptionsniveau wurde relativ einfach gehalten. Das Transkriptionsverfahren und die dabei verwendeten Regeln sind in der Anlage E des Anhangs näher beschrieben.

---

nach Probanden suchenden Untersucherin in ihrem Tagesgeschehen keine weitere Berücksichtigung. Das Umbenennen sollte diesem entgegenwirken.

[13] Download unter: http://www.diks-bremen.de/fileadmin/infothek/newsletter/Nr-36-Januar-2014.pdf

[14] Das Anschreiben für die Anbieter der Tagespflege ist ebenfalls im Anhang B zu finden. Die Auswahl für dementsprechende Institutionen in der Stadt Bremen und deren E-Mail Adressen wurden über die Website „www.pflegelotse.de" und eigene Internetauftritte ermittelt.

Eine in den Sozialwissenschaften etablierte Auswertungsmethode von Textmaterial stellt die **qualitative Inhaltsanalyse** dar. Die zuvor bereits skizzierten Merkmale qualitativer Forschung der Offenheit, Kommunikativität, Naturalistizität und Interpretativität sind wiederum in den Ansprüchen der qualitativen Inhaltsanalyse wiederzufinden (Lamnek 2010, S. 461). Sie ist geeignet, große Textmengen zu verarbeiten und die dabei durchgeführte Interpretation des Materials überprüfbar zu machen (Mayring 2011, S. 602). Es entwickelten sich verschiedene Techniken, wovon die Auswahl für die eigene Untersuchung auf die qualitative Inhaltsanalyse nach Mayring (2007) fiel. „Dieses Verfahren untersucht die manifesten Kommunikationsinhalte, also Aussagen von Befragten, die diese bewusst und explizit von sich geben" (Lamnek 2010, S. 466). Lamnek (2010, S. 471) schlägt unter Bezugnahme auf Mayring's zentrale Arbeit zur qualitativen Inhaltsanalyse (2007) ein Ablaufmodell in neun Schritten vor: Festlegung des Materials, Analyse der Entstehungssituation, formale Charakterisierung des Materials, Richtung der Analyse, theoriegeleitete Differenzierung der Fragestellung, Bestimmung der Analysetechnik, Definition der Analyseeinheit, Analyse des Materials und Interpretation. Innerhalb des sechsten Schrittes (Bestimmung der Analysetechnik) werden drei interpretative Verfahren inhaltsanalytischen Vorgehens („Grundformen des Interpretierens") differenziert: Zusammenfassung, Explikation und Strukturierung (Mayring 2007, S. 58). Jedes Verfahren folgt bestimmten Regeln. Für das vorliegende Untersuchungsvorhaben wird das **Analysemodell der Zusammenfassung** genutzt.

Je Interview werden in einem **ersten Reduktionsdurchgang** die Schritte der Paraphrasierung, der ersten Reduktion bzw. Generalisierung sowie zweiten Reduktion durchlaufen. Zu den einzuhaltenden Interpretationsregeln gehören sogenannte Makrooperatoren (Auslassen, Generalisation, Konstruktion, Integration, Selektion und Bündelung) (Mayring 2007, S. 59). Ziel der zusammenfassenden Inhaltsanalyse ist es, „das Material so zu reduzieren, dass die wesentlichen Inhalte erhalten bleiben, durch Abstraktion einen überschaubaren Corpus zu schaffen, der immer noch Abbild des Grundmaterials ist" (Mayring 2007, S. 58). Ergebnis der auf ein höheres Abstraktionsniveau gehobenen Paraphrasen sind Kategorien, die einen Einzelfall beschreiben, der dem jeweiligen Textmaterial zugrunde liegt (Lamnek 2010, S. 473).

Die nach einer ersten Analyse erhaltenen acht Kategorien der ersten drei Interviews unterlagen einer Revision, d.h. Überprüfung, ob alle Aussagen der ersten Paraphrasierung in den konstruierten Reduktionen enthalten sind. So folgte dem ersten ein **zweiter Reduktionsdurchgang** für jedes Interview, wodurch die Kategorien in Form von abstrakteren Aussagen wiedergegeben werden konnten.

Dieser zweite Schritt erbrachte die Reduktion der acht auf schließlich sechs Kategorien für die ersten drei Interviews. Zu einem späteren Zeitpunkt wurden zwei weitere Interviews in die Analyse miteinbezogen. Für diesen Schritt wurden erneut die sechs endgültigen Kategorien aus den drei vorangegangenen Interviews herangezogen und anhand dieser das neue Textmaterial überprüft. Analog zum zirkulären Verfahren der ersten drei analysierten Gespräche fanden dieselben Auswertungsschritte statt (erster Reduktionsdurchgang, Revision bzw. zweiter Reduktionsdurchgang). Zu den sechs Oberkategorien konnte keine weitere Kategorie identifiziert werden. Eine Ebene tiefer wurden für die beiden letzten Interviews zwei neue Subkategorien gebildet, diese ließen sich auch in zwei der drei zuvor analysierten Interviews wiederfinden.

Anschließend wurden die erhaltenen Kategorien der zunächst drei und schließlich der fünf Interviews aneinandergelegt, um die unterschiedlichen Ausprägungen innerhalb der einzelnen Kategorien zu überblicken. In diesem Schritt fanden vereinzelt Umbenennungen der Ober- und Unterkategorien statt.

Im letzten Schritt der zusammenfassenden Inhaltsanalyse steht die Interpretation des Kategoriensystems vor dem Hintergrund der Fragestellung (Mayring 2007, S. 76). Der durchgeführte Reduktionsprozess erbrachte in der vorliegenden Arbeit ein **Kategoriensystem aus sechs Kategorien**, die vor dem Hintergrund der forschungs-leitenden Fragestellung jeweils bestimmte Themen beschreiben und auf konkrete Textpassagen aus den fünf Interviews zurückzuführen sind. Die Ergebnisdarstellung findet im fünften Kapitel der Arbeit statt.

Gütekriterien

Das methodische Vorgehen des Untersuchungsvorhabens, von der Datenerhebung bis zur Datenauswertung, wird von bestimmten qualitativen Gütekriterien begleitet und stellt sich in Kapitel 6.1 dieser Arbeit einer kritischen Würdigung (Lamnek 2010, S. 482; Bortz & Döring 2006, S. 326ff.; Behrens & Langer 2010, S. 187ff.; Mayring 2007, S. 109ff.).

Forschungs- und Erfahrungshintergrund der Autorin

Zum Zeitpunkt des vorliegenden Forschungsvorhabens war die Autorin Studentin in den beiden abschließenden Fachsemestern des M.A. Public Health/ Pflegewissenschaften an der Universität Bremen. In ihrer Bachelorthesis mit dem Titel „Beratung in vollstationären Alten- und Pflegeeinrichtungen in Deutschland während der Entscheidungsfindung für oder gegen einen Heimeinzug" erhob sie im Frühjahr 2012 mittels einer bundesweiten Online-Umfrage Erkenntnisse über die Beratungssituationen in Pflegeheimen. Die Untersuchung beleuchtete die

Sichtweisen der dortigen Führungskräfte, wenn ihnen Heiminteressenten gegenüberstehen. Durch ihr Studium besitzt die Untersucherin theoretische und praktische Vorkenntnisse in den Grundlagen qualitativer Forschung. Weitere Kenntnisse und Erfahrungen im Rahmen pflege- und gesundheitswissenschaftlicher Arbeiten erwarb sie seit 2012 als Projektmitarbeiterin im universitätsnahen Institut Public Health und Pflegeforschung (IPP) und seit 2014 als Projektmitarbeiterin im universitätsnahen Zentrum für Sozialpolitik (ZeS). Aufgrund der Ausbildung zur staatlich geprüften Gesundheits-, Kranken- und Altenpflegerin (2006-2009) sowie einer sich anschließenden dreijährigen Berufstätigkeit (2009-2012) verfügt sie zudem über Arbeitshintergrund in der Pflege.

4 Ethische Aspekte und Datenschutz

Die Fragestellung des Vorhabens bedingt den Einbezug von Menschen als Untersuchungspersonen. Dementsprechend sind **ethische Vorüberlegungen** anzustellen und in der Durchführung zu berücksichtigen.[15]

Eine Frage dabei ist, ob pflegende Angehörige von auf einen Heimplatz wartenden Menschen oder Heimbewohnern eine **vulnerable Personengruppe** darstellen. Aufgrund ihres Alters oder ihren geistigen Fähigkeiten gelten die Zielpersonen im eigentlichen Sinn nicht als vulnerabel. Ihren persönlichen Lebenslagen ist aber unbedingt Rechnung zu tragen. Die Entscheidung zur Aufgabe der häuslichen Betreuung und das Verlassen des angestammten Zuhauses des älteren Menschen belasten die meisten Angehörigen und ereignen sich oftmals vor dem Hintergrund zeitlicher und situativer Krisen. Dazu sind organisatorische und administrative Aufgaben rund um die neue Versorgungssituation zu bewältigen. Dies kann die Bereitschaft zur Teilnahme an einem Interview schon allein aus zeitlichen Gründen einschränken und wird umso mehr erschwert, wenn es bedeutet, über möglicherweise belastende, ob bewusst oder noch unbewusst und noch teils unverarbeitete Gefühle mit einer fremden Person zu sprechen. Die Untersucherin war sich über die Lage der potentiellen Interviewpartner im Klaren und auf mögliche emotionale Reaktionen vorbereitet. Dazu gehören Schuldgefühle, Zweifel an der gefällten Entscheidung oder Trauer über das aktuelle Geschehen oder Vergangenes, die beispielsweise von Weinen begleitet werden können. Für den Gesprächsverlauf bedeutet dies, dass Pausen zu gewährleisten sind oder auch Abbrüche von Interviews möglich und den Probandinnen bekannt sein müssen. Taschentücher wurden im Hintergrund bereitgehalten. Die Wahl des Interviewworts wurde den Probanden freigestellt. Es ist wichtig, dass es ein ruhiger Ort ist, an dem sie sich sicher fühlen und öffnen können. In der Auseinandersetzung mit der Latenzzeit Heimübergang eines Familienmitglieds können frühere negative Erlebnisse und Emotionen in den befragten Personen zum Vorschein treten. Es kann sich dabei um persönliche Auseinandersetzungen handeln, denen in einer Gesprächssituation im Rahmen eines Forschungsvorhabens womöglich nicht adäquat entgegengekommen werden kann. Daher wurde vorab das Vorschlagen von Angeboten wie Selbsthilfe-, insbesondere Angehörigengruppen in Erwägung gezogen, kam aber nicht zum Einsatz. In einem Fall fasste die Untersucherin innerhalb der folgenden sieben Tage nach dem Interview bei der befragten Person

---

[15] Grundlegend hierfür war das Konzept der Arbeits- und Koordinierungsstelle Gesundheitsversorgungsforschung (AKG) im Verein zur Förderung der wissenschaftlichen Forschung in der Freien Hansestadt Bremen e.V. zu Ethik und Datenschutz im Kontext qualitativer Forschung (Müller et al. 2009).

telefonisch nach, um sich nach ihrem Befinden zu erkunden, da sie während des Gesprächs sehr aufgelöst war und stark weinte.

Um die **Freiwilligkeit zur Teilnahme** und den **Datenschutz** zu gewährleisten, war es angedacht, dass sich die Probandinnen nach Erhalt des Informationsschreibens selbst telefonisch oder via E-Mail bei der Untersucherin melden. Nur eine Interviewpartnerin stellte letztlich den Kontakt zur Untersucherin selbst her, um einen Gesprächstermin zu vereinbaren. Die anderen Angehörigen wünschten einen Anruf von der Untersucherin. Dazu erhielt diese die Kontaktangaben von den vermittelnden Mitarbeiterinnen aus den Pflegeheimen. Die Angaben bestanden aus den Namen und Telefonnummern der angefragten Interviewpartnerinnen und wurden nach den geführten Interviews vernichtet. In drei Fällen vereinbarte die Vermittlungsperson direkt die Interviewtermine. Übermittelnde Personen oder Institutionen waren – wie oben bereits beschrieben – die Mitarbeiter der beiden stationären Pflegeeinrichtungen und der ambulanten Beratungsstelle, die somit überdies als Vertrauenspersonen fungierten. Erst der persönliche Kontakt zwischen den Personen aus der Zielgruppe und den übermittelnden Personen weckte die Bereitschaft zur Teilnahme. Dieser Umstand schien aber vielmehr auf das Thema der Untersuchung, die Zeit und Lebenslagen der Familienangehörigen zurückzuführen und weniger darauf, dass sich die Probandinnen in irgendeiner Weise gegenüber den institutionellen Vertretern zur Interviewteilnahme verpflichtet gefühlt haben. Der letztere Aspekt könnte die Freiwilligkeit zur Teilnahme gefährden. Deswegen wurde allen im Rekrutierungsprozess beteiligten Personen deutlich gemacht, dass zwischen den Einrichtungen und der Untersucherin keinerlei Verbindlichkeiten bestehen und den Personen, die zu keinem Interview bereit waren, an keiner Stelle Nachteile zu befürchten haben.

Der Weg über die Vermittlungspersonen als Gatekeeper zu den Probanden ist überdies eine **Möglichkeit der ethischen Prävention**[16] für solche Forschungsvorhaben. In Vorgesprächen mit den Mitarbeiterinnen aus Institutionen der Altenhilfe können Untersucher zu Einschätzungen hinsichtlich der Vulnerabilität und aktuellen Belastbarkeit der Zielgruppe kommen sowie dementsprechende und wie beispielsweise oben beschriebene schützende Maßnahmen in Erwägung ziehen und einsetzen. In der vorliegenden Arbeit fand durch das Ansprechen der Angehörigen durch die Vermittlungspersonen eine Auswahl unter diesen Gesichtspunkten insofern statt, als dass sie keine Probandinnen vorschlugen, die in ihren Augen für ein Interview zu sehr belastet schienen.

---

[16] Vgl. „Ethikkodex zum Verhältnis zwischen Forschenden und Probanden" der Deutschen Gesellschaft für Pflegewissenschaft e.V., online verfügbar unter: http://www.dg-pflegewissenschaft.de/pdf/EthikkodexDGP.pdf [Zugriff am 28.12.2014].

Nach der ersten **Information und Aufklärung über das Forschungsvorhaben** mittels des Informationsschreibens im Rahmen der Rekrutierung, stellte die Untersucherin vor den einzelnen Interviews die Inhalte und Ziele des Projektes ausführlich mündlich vor. Sie hob zudem die freiwillige Teilnahme hervor und wies daraufhin, dass ein gegebenes Einverständnis jederzeit zurückgezogen werden kann. Um eine informierte Zustimmung zu sichern, erhielten die Probandinnen die Möglichkeit, sowohl im Vorfeld als auch nach dem Gespräch Fragen an die studierende Untersucherin oder die betreuende Hochschuldozentin über die ausgehändigten Kontaktangaben zu stellen. Vor dem Interviewbeginn wurden die Probandinnen über die Art und den Ablauf des Interviews informiert und gebeten, so frei wie möglich und ausführlich zu erzählen, während sich die Interviewerin weitgehend zurückhalten und sich gegebenenfalls Notizen machen wird. Zur Aufzeichnung der Gespräche diente ein digitales Aufnahmegerät (Olympus VN-713PC).

Zur weiteren Verarbeitung wurden die **Interviews anonymisiert**. Rückschlüsse auf die interviewten Personen, Orte oder auch Namen der Alten- und Pflegeeinrichtungen können nicht gezogen werden. Die Audiodateien wurden für Dritte unzugänglich verwahrt, bis sie nach der Transkription in textliches Material gelöscht wurden (hierzu wurde *Eraser_6.0.10.2620* genutzt). Während der Studiendauer haben nur die Untersucherin und die Dozentin der Lehrveranstaltung Zugang zu dem anonymisierten Textmaterial. Die Teilnehmer sind darauf hingewiesen worden, dass im Rahmen der Lehrveranstaltung Daten vorgestellt werden können und in die abschließende Verschriftlichung des Forschungsvorhabens einfließen. Zur Einwilligung unterzeichneten die Probandinnen vor Beginn der Interviews die **Einverständniserklärungen** (Anlage C im Anhang) in zweifacher Ausfertigung, um ein Exemplar behalten zu können. Sämtliche Informationen über Personen und Institutionen, auch wenn sie am Rande der Interviews der Untersucherin bekannt wurden, werden von dieser vertraulich behandelt.

5 Darstellung der Ergebnisse

Dieser Teil der Forschungsarbeit widmet sich der Darstellung der Ergebnisse auf Basis der analysierten Interviews. Die einzelnen Analyseschritte – erster und zweiter Reduktions-durchgang – je Interview wurden zur Abgabe der Qualifizierungsarbeit als Anhang mit eingereicht. Eine finale, fallübergreifende Darstellung der Kategorien in Tabellenform bildete die Grundlage des abschließenden Kategoriensystems aus den fünf in die Untersuchung einbezogenen Interviews. Tabelle 5 stellt das sich herausgebildete Kategoriensystem im Überblick dar.

Tabelle 5: Darstellung des Kategoriensystems

Oberkategorie	Unterkategorie
K 1: **Pflegeübernahmebereitschaft und Pflegeaufgaben**	• Ausmaß der Motivation • Pflegeaufgaben - Pflege ist...
K 2: **Determinanten zum Beenden der häuslich-familialen Pflege**	• Determinanten, die in der hilfe- oder pflegebedürftigen Person liegen • Determinanten, die in der pflegenden Person liegen • Determinanten, die im Pflegekontext liegen • Impuls zur Entscheidung für eine Heimaufnahme • Vorannahmen und Erfahrungen bezüglich der Institution Pflegeheim
K 3: **Kennzeichen der Pflegebeziehung**	• Ausmaß der Verbundenheit und Kongruenz • Rollenveränderung
K 4: **Gefühlswelt der Pflegenden**	• Negativ-Gefühle • Positiv-Gefühle • Ambivalenz • Sich einfügen und Verhandeln
K 5: **Alleinstellungsmerkmale der Pflegenden**	• Rollenanforderungen • Mangelnde Unterstützung aus der Herkunftsfamilie • Männliche Zurückhaltung • Selbstüberforderung
K 6: **Entlastung und Unterstützung der häuslich-familialen Pflege**	– Individuelle Ressourcen der pflegenden Person – Ressourcen im Familienkreis – Außerfamiliäre soziale Ressourcen – Medizinisch und professionell-pflegerisches Versorgungssystem als Ressourcen – Umgebungsfaktoren

Vor dem Hintergrund der zu beantwortenden Fragestellung bilden die sechs Oberkategorien samt ihren Unterkategorien zu den jeweiligen Themen Bandbreiten und Tendenzen ab, die mit Zitaten aus den fünf geführten Interviews illustriert werden (Unterkapitel 5.1 bis 5.6). Die Reihenfolge der deskriptiv gehaltenen Darstellung der Ergebnisse richtet sich zum einen nach der zugrundeliegenden Chronologie des Erlebens der Zeit vor einem Heimeinzug und zum anderen nach dem inhaltlich gesetzten Fokus auf das emotionale Erleben, mögliche Herausforderungen und den Umgang mit diesen aus Sicht der betroffenen Interviewpartner. Diese waren drei Frauen, deren Mütter zum Interviewzeitpunkt seit Kurzem in einer Alten- und Pflegeeinrichtung lebten. Ein weiteres Interview fand gleichzeitig mit zwei Angehörigen, Tochter und Ehefrau eines Heimbewohners, statt. Der fünfte Interviewpartner war ein Ehemann, dessen Frau nach einem kürzeren Aufenthalt in einer vollstationären Pflegeeinrichtung schließlich in eine Wohngemeinschaft für an Demenz erkrankte Menschen gezogen ist.[17]

5.1 Pflegeübernahmebereitschaft und Pflegeaufgaben

Die erste Kategorie beginnt mit den Aussagen der interviewten Pflegepersonen über ihre Motivation, die Sorge und Verantwortung für das hilfebedürftige Familienmitglied in deren eigenen Häuslichkeit zu übernehmen. Im zweiten Teil wird ihrem eigens zugeschriebenen Handlungsfeld und ihren pflegerischen und betreuenden Aufgaben innerhalb der Zeit der häuslichen Versorgung nachgegangen.

Ausmaß der Motivation

Die Entscheidung zur häuslich-familialen Pflege wird in keinem der fünf untersuchten Fälle spontan getroffen, vielmehr ist es ein schleichender Übernahmeprozess, dem die Pflegepersonen nach und nach folgen. Der körperliche Zustand und die mentale Verfassung des Elternteils oder Ehepartners bauen schrittweise und phasenhaft ab, wodurch die Motivation anfangs und zwischenzeitlich vorteilhaft begünstigt wird. Bei verheirateten Paaren trifft es den Ehepartner beinahe zwangsläufig, wenn dieser selbst in einer guten Verfassung ist und die erwachsenen Kinder durch ihre eigene Berufstätigkeit und Familien nicht oder nur bedingt zur Verfügung stehen.

> „(...) es blieb mir ja nichts anderes über. (...) die Kinder gingen alle ihrer Arbeit nach." (IP6[18])

Das Motiv, als Kind der Mutter ein Leben in den eigenen vier Wänden zu ermöglichen, bewegt die befragten Töchter zur häuslich-familialen Pflege. Weitere Beweggründe für die drei einzelnen Töchter sind die tiefe Verbundenheit mit der Mutter, die gemeinsam verbrachten Lebensjahre und den mit Dankbarkeit ver-

---

[17] Die ausführliche Beschreibung des Samples ist in Kapitel 3.3 zu finden.
[18] Die Abkürzung „IP" steht für Interviewpartnerin bzw. -partner (vgl. Tabelle 4 in Kapitel 3.3). Zur übersichtlicheren Lesbarkeit wurde für diese Veröffentlichung auf die Zeilenangaben der Interviewpassagen verzichtet.

bundenen Wunsch, nun etwas zurückgeben zu können. Alle Motive erklären die Übernahme des Sorgens um die alternde Mutter zur Selbstverständlichkeit.

„(...) ich habe immer nur gedacht, meine Mutter war für mich da und jetzt braucht sie mich, so!" (IP2)

Dass sich die Kinder um ihre alten Eltern kümmern, ist für alle befragten Frauen ein naturbedingtes Ereignis im Lebenslauf und erscheint vor diesem Hintergrund als selbstverständlich. Gleichsam ist es für eine Ehefrau selbstverständlich, für den erkrankten Ehemann zu sorgen. Die Feststellung einer Interviewpartnerin, dass Pflege in der Familie in der Allgemeinheit durch weibliche Familienmitglieder erbracht wird, erklärt des Weiteren die Motivation. Demenziell bedingte Persönlichkeitsveränderungen lösen anfangs ein zuvor nicht gekanntes Bedürfnis nach Nähe beim älteren Familienmitglied aus, in einem Fall der früher eher distanzierte Vater, worin sich die neue Betreuungsaufgabe der Familie begründet und die Angehörigen sie auch gerne annehmen. Ein hohes Maß an Fürsorge und Kontrollbedürfnis im Sinn von Sicherheit für die zu versorgende Person als auch zur eigenen Beruhigung zu schaffen, begleitet überdies die Bereitschaft zur Betreuung in der Häuslichkeit. Jegliche Handlungen werden gegen das Wohl des zu versorgenden Elternteils oder Ehepartners abgewogen. Die Motivation, sich stets um dessen Wohl zu sorgen, überdauert das Ende der häuslichen Sorge. An den Entschluss zur Heimübersiedlung ist die Hoffnung geknüpft, dass auch diese Entscheidung letztlich dem Wohlergehen des betroffenen Familienmitglieds dient. Motivationshemmend wirkt dagegen in einem Fall die Aussicht, die Mutter länger andauernd in der eigenen Häuslichkeit zu unterstützen und zu betreuen, wenn der Tochter dadurch Zeit für sich selbst verloren geht.

„Wieso eigentlich immer ich? Was tue ich eigentlich noch für mich?" Also für mich war überhaupt gar keine Zeit mehr da." (IP3)

Die Pflege nicht als einzelne Person zu übernehmen, sondern auf familiären Rückhalt oder eine weitere Hauptpflegeperson zurückgreifen zu können, erhöht die Bereitschaft zur Pflege. Wohingegen deutlich erklärt wird, dass Pflege in der Familie auf Dauer, ob als Einzelperson oder mit geteilter Pflegeverantwortung, nicht zu bewerkstelligen sei (vgl. Kapitel 6.6).

Pflegeaufgaben – Pflege ist...

Für die drei interviewten Töchter bedeutet zu pflegen, zunächst praktische Hilfestellungen zu leisten, zum Beispiel in der Haushaltsführung oder bei der ordnungsgemäßen Einnahme von Medikamenten oder anderen ärztlichen bzw. therapeutischen Anordnungen wie täglichem Gehtraining. Für den interviewten

Ehemann besteht die Versorgung seiner an Demenz erkrankten Frau aus der Unterstützung in der Verrichtung der Aktivitäten des täglichen Lebens (Anleitung und Unterstützung bei der Grundpflege am Morgen und abends, Beschaffung von Inkontinenzmaterial). Hinzukommt das Klären sozialversicherungsrechtlicher Angelegenheiten und finanzieller Aufgaben, um der Betreuung in der Häuslichkeit nachzukommen (z. B. steuerliches Absetzen nicht verschreibungspflichtiger Verordnungen) und in der Vorbereitung auf die Übersiedlung in eine vollstationäre Wohnform. Dass Pflege mehr ist als das Sicherstellen der Grundbedürfnisse, betont eine pflegende Ehefrau, *„ich kann ihm zwar etwas zu essen machen. Füttern, aber ich meine, damit alleine ist es nicht getan"* (IP5). So bedeutet zu pflegen auch für die interviewten Töchter, den alternden Müttern mit mentalem Beistand beiseite zu stehen. Die Töchter geben ihnen Trost und Bestärkung zur Gestaltung der Tage zu Hause.

> *„Ja, es wird immer schlechter mit mir', sagt sie, 'ich merk das, ich vergesse so viel'. 'Ja, Mutti, du darfst das auch, du bist 86, da darfst du das auch schon mal vergessen. Ich vergesse auch schon so viel, Mutti'."* (IP2)

Eine Interviewpartnerin berichtet von einer geteilten Pflegeverantwortung und damit von unterschiedlichen Aufgaben der beiden familialen Pflegepersonen. Der Vater wird in der Unterstützung der Aktivitäten des täglichen Lebens rund um die Uhr durch die Ehefrau betreut. Die Tochter ersetzt stundenweise die Mutter oder hilft in prekären Situationen und ihr obliegt es, anfallende Entscheidungen zu treffen.

> *„(...) Sie hat ihn gepflegt, sie hat alles gemacht, es ist für sie einfach leichter, dass ich dann solche Entscheidungen (...) Genau, also, wir haben es uns da eigentlich, denke ich, so ganz gut aufgeteilt."* (IP4)

Wird das häusliche Pflegearrangement durch eine Pflegekraft aus dem Ausland (hier Polen) unterstützt, um der Ehefrau ein längeres Leben in der vertrauten Umgebung zu ermöglichen, beinhaltet die Pflegeaufgabe in einem Fall auch, sich im Alltag und in den privaten Räumen mit einer zunächst fremden Person zu arrangieren. Die familiale Sorge wird überdies während eines eingeschobenen Aufenthalts in der Kurzzeitpflege aufrechterhalten. Bis zur Wiederheimkehr gehören tägliche Besuche zum Aufgabenrepertoire einer Hauptpflegeperson, um zu den Mahlzeiten die Nahrungsaufnahme und am Abend das Zubettgehen zu unterstützen.

5.2 Determinanten zum Beenden der häuslich-familialen Pflege

Diese Kategorie beschreibt Bedingungen, die es den betroffenen Angehörigen erschweren, die häusliche Pflege zu bewerkstelligen bzw. fortzuführen und die letztlich zur Auseinandersetzung mit der Entscheidung für eine Heimaufnahme des zunehmend hilfe- und pflegebedürftigen Angehörigen führen. Es sind Determinanten, die entweder in den zunehmend auf Hilfe angewiesenen Verwandten, den familialen Pflegenden oder im Pflegekontext der Familien liegen. Ebenfalls in diesem Unterkapitel finden die Impulsgeber zur Entscheidung sowie Vorannahmen und Erfahrungen bezüglich der Institution Pflegeheim Beachtung.

Determinanten, die in der hilfe- oder pflegebedürftigen Person liegen

Für die befragten Angehörigen stehen in erster Linie Zustandsverschlechterungen der zu versorgenden Personen im Vordergrund, die entweder progredient oder akut zum Tragen kommen. Sowohl kognitiv-mentale Veränderungen aufgrund demenzieller oder altersbedingter Erscheinungen als auch der naturgemäße körperliche Abbau sorgen für überwiegend schleichende Verläufe.

> *„Sie konnte vieles nicht mehr körperlich. Sie konnte kaum noch, ähm, richtig gehen am Rollator, sie stützte sich mehr mit den Armen auf und schob nur noch. Also, es wurde deutlich schwieriger, aber gut, solche Phasen hat sie immer mal gehabt und man denkt sich erst auch nichts dabei (...)" (IP3)*

In einem Fall ist es ein rasanter Verlauf der Demenzerkrankung, der die Familie „überrollt" (IP4). Die Reduktion der Körperkraft, Mobilitätseinbußen und funktionelle Einschränkungen in der sicheren Gestaltung des täglichen Lebens sind die Folge. Dies zeigt sich beispielhaft darin, dass es den Betroffenen schwerfällt, zuverlässig nötige Medikamente einzunehmen, selbständig ihre Intimhygiene durchzuführen oder sich Essen zuzubereiten.

> *„(...) vermutlich hat sie sich selber auch nicht mehr so viel gekocht." (IP1)*

Allen voran Sturzereignisse, aber auch Schmerzen und Infektionen sind Beispiele für schlagartige Erschütterungen des häuslichen Versorgungsarrangements mit körperlichen Verletzungen und Zustandsverschlechterungen, die Krankenhauseinweisungen und anschließende Aufenthalte in der stationären Kurzzeitpflege für das betroffene Familienmitglied nach sich ziehen. Erschwerend ist es zusätzlich, wenn die älteren Angehörigen alleine leben und teilweise ablehnende oder uneinsichtige Verhaltensweisen zeigen. In der eigenen Häuslichkeit stehen sie professionellen Pflegediensten oder ärztlichen Behandlungen verweigernd gegenüber und benutzen nötige Hilfsmittel, wie den Rollator, nicht oder nur selten. Auch das gewohnte Zusammenleben von Ehepaaren wird aufgebrochen, wenn ein Partner die kognitiven Fähigkeiten verliert und am jahrzehntelang gelebten Alltag nicht mehr teilnehmen kann.

„(...) vorab haben wir uns gefragt, "Was wollen wir am Abend gucken?", (...) und dann wollte sie dann natürlich irgendwann ins Bett und ich habe meistens bis um zehn, viertel nach zehn, halb elf, (...) also dann gehen wir nach oben, halb elf, das war eigentlich so unsere Zeit. Und sie wurde dann schon vorher unruhig, weil sie sich dann nicht mehr für interessierte und (...) das eskalierte (...)" (IP6)

Phasen von nächtlicher Agitation des zu versorgenden Partners bringen die verheirateten Partner um den Schlaf. Des Weiteren sind es insbesondere herausfordernde Verhaltensweisen und Aggression bspw. in Form von Beschimpfungen den Pflegepersonen gegenüber sowie vermehrt auftretende Szenen, in denen Situationen und Hauptbezugspersonen aufgrund von psychisch-mentalen Veränderungen verkannt werden, und diese können für die Familien das Ende der Pflege zu Hause bedeuten.

„(...) die Angst, die Panik und den Hass in denen Augen auf einmal zu sehen und ich meine, er ist dann/also mit dem Holzding auf meinen Sohn dann losgegangen, klar, der ist 19, aber das geht gar nicht! Und das war, glaube ich, der Zeitpunkt, wo ich gedacht habe, 'nein'." (IP4)

Auch wenn sich gute und schlechte Phasen in der Konstitution der beschriebenen Fälle abwechseln, wird ihr Leben zu Hause zusehends unsicherer. Externe Eingriffe durch medizinische als auch professionell-pflegerische Akteure werden zwangsläufig nötig: Häufige Arztkonsultationen und Krankenhausaufenthalte sowie die Inanspruchnahme von vollstationärer Kurzzeitpflege werden von den Interviewpartnern beschrieben. Ebenfalls an die Grenze kommt die häusliche Versorgungssituation, wenn sie für die Angehörigen nur noch mit einem hohen Einsatz psychotroper und sedierender Medikamente sicher scheint, was auf der anderen Seite für die Angehörigen nur schwer mit sich selbst zu vereinbaren ist.

„(...) als er hier angekommen ist, er war ja schon vollgepumpt ohne Ende mit Medikamenten. Momentan/Zu Hause ging es bei uns auch nicht anders (...) gerade wenn dann jemand so böse wird zwischendrin und ich meine/ich finde es toll, wir haben ihn hierhergebracht und sie haben die Medikamente ja soweit komplett abgesetzt, das fand ich wirklich toll (...)." (IP4)

Determinanten, die in der pflegenden Person liegen

Auf Seiten der familialen Pflegepersonen sind allen voran Belastungen wie das eigene Alter, eigene Erkrankungen oder Erkrankungen in der Familie, die eigene Berufstätigkeit, innerfamiliäre Probleme und Streitigkeiten oder familiennahe wie -ferne Schicksalsschläge ausschlaggebend, ein Ende der Pflege- oder Unterstützungstätigkeit zu erwägen. So verlaufen verschiedene zu bewältigende Ereignisse parallel und zusammen mit der stetig mehr erfordernden häuslichfamilialen Pflege ist die persönliche Belastungsgrenze früher oder später erreicht. Alle Interviewpartner schildern, ab einem bestimmten Punkt keine Kraft oder keine *„Nerven"* (IP6) mehr gehabt zu haben.

> *„Du hast keine Kraft mehr, so von innen kommt nichts mehr."* (IP5)

Weitere Anzeichen für die fortdauernde Beanspruchung zeigen sich in Aussagen wie *„(...) wir sind ja doch irgendwo immer ständig unter Strom gestanden"* (IP4) oder darin, dass Schlafmangel und in der Folge andauernde Übermüdung oft zur Sprache kommen. Grundsätzlich und anhaltend belastend wirkt das bewusste Erleben des physischen und mentalen Abbaus des hilfebedürftigen Familienmitglieds auf die pflegenden Angehörigen. Der geeignete und nicht einfache Umgang mit herausfordernden Verhaltensweisen kommt in zwei der fünf Fälle schwer zum Tragen und bewirkt in der Folge merklich das Ende der Betreuung zu Hause. In einem Fall muss dabei erkannt werden, auch aufgrund des eigenen Charakters – von Grund auf ein ungeduldiger Mensch zu sein (vgl. IP6) – den veränderten Bedürfnissen der demenziell erkrankten Person nicht mehr gerecht zu werden.

> *„Und dann kam das Theater Ausziehen und dann (...) wollte sie die Stützstrümpfe nicht anziehen, (...) es war nicht mehr schön. (...) Ja und ich wurde dann auch aggressiver, also lauter und das ist Gift, das können die überhaupt nicht ab und somit war der Gegenpol da, nicht?"* (IP6)

Aufgrund der Wahrung des persönlichen Tagesablaufs und der Privatsphäre lehnt es eine familiale Hauptpflegeperson ab, die Leistungen eines ambulanten Pflegedienstes zusätzlich zu bereits genutzten Hilfsangeboten in Anspruch zu nehmen, wenngleich die eigene Belastungsgrenze erreicht ist und somit die stationäre Unterbringung die scheinbar einzige Alternative zu sein bleibt.

Determinanten, die im Pflegekontext liegen

Die häusliche Pflegetätigkeit per se nimmt für alle befragten Personen viel Zeit in Anspruch, und zwar unabhängig davon, ob die zu versorgende Person im selben Haushalt wohnt oder nicht. Letzteres war in drei der fünf Familien der Fall.

> *„(...) also ich habe sie dann täglich von in der Früh sechs Uhr bis elf Uhr abends betreut, (...)"* (IP1)

Des Weiteren sind verschiedene Fahrten für die verwandte Person hinzuzurechnen, sei es im Rahmen der Betreuungsaufgaben (z. B. Arztbesuche) sowie – bei getrennten Haushalten – in Form von Wegezeiten, um zur Wohnung des hilfebedürftigen Familienmitglieds zu kommen. Den grundsätzlichen koordinativen und administrativen Aufgaben nachzukommen, um die häusliche Versorgung zu gewährleisten, gestaltet sich für alle Interviewpartner als herausfordernd und nimmt über die Dauer zu. Architektonische Barrieren wie Treppen in der eigenen Häuslichkeit machen diese des Weiteren zu einer unsicheren Umgebung. Auch finanzielle Überlegungen können eine Heimaufnahme bedingen oder bei der Wahl der Einrichtung eine Rolle spielen, wenn Hauseigentum vorliegt. Die Pflegekonstellationen zwischen dem hilfe- und pflegebedürftigen Angehörigen und der Hauptpflegeperson werden bis auf eine Ausnahme durch keine weiteren Personen aus dem Familienkreis in der direkten und täglichen Versorgung unterstützt (vgl. Kapitel 5.5). In diesem Fall kann von zwei Hauptpflegepersonen gesprochen werden, denn Ehefrau und Tochter teilen sich die Pflegeverantwortung für den Ehemann bzw. Vater. Die Meinungen anderer Personen aus dem Umfeld beeinflussen in einer Familie das Erleben ihrer Pflege zu Hause negativ.

> *„(...) wir selber sind, glaube ich, noch eher damit zu Recht gekommen, das Umfeld war es, was uns immer (...) noch den Rest gegeben hat. (...) Das schlimme ist immer, dass andere immer einem irgendwo einreden wollen, man muss ein schlechtes Gewissen haben oder immer alles besser wissen. Und eigentlich immer sagen wollen, wir machen irgendetwas falsch". (IP4)*

Wenn ambulante Pflegedienste oder eine bei der Familie lebende, ausländische Pflegekraft nicht mehr ausreichend unterstützen (können), ein Platz in der Tagespflege verweigert wird oder in Krisensituationen keine externe Hilfe zu bekommen ist, sind dies weitere Faktoren des Pflegekontextes, die die Pflege zu Hause an ihre Grenze bringen (vgl. Kapitel 5.6).

> *„Ich rufe den Notarzt an, der dann zu mir sagt, 'Bringen Sie ihn entweder ins Krankenhaus', sie haben keine Zeit zu kommen, oder 'Sie kriegen in sechs Wochen einen Termin'" (IP4)*

Impuls zur Entscheidung für eine Heimaufnahme

Die Hauptpflegepersonen treffen in keinem der berichteten Fälle die Entscheidung zur Heimaufnahme von sich aus und alleine. Zum einen wird innerhalb der Familie darüber gesprochen und zum zweiten sind es insbesondere Fachkräfte in Krankenhäusern, ambulanten Pflegediensten und stationären Pflegeeinrichtungen (wenn Tages- oder Kurzzeitpflege in Anspruch genommen wird), die eine Auseinandersetzung mit der Heimaufnahme initiieren oder sogar forcieren, indem sie die dazu nötigen Schritte einleiten.

„Und dann riefen die (...) von der Tagespflege, und sagten, 'Es ist soweit, dass Ihre Mutter ins Heim müsste (...) Jetzt müssten Sie die Verantwortung übernehmen und für sie das regeln' (...)" (IP2)

Auch ein Ehemann einer pflegenden Tochter gibt den Impuls zur Auseinandersetzung mit einer möglichen Heimaufnahme ihrer Mutter.

„(...) mein Mann ist ja realistisch und stand mir auch gut zur Seite und der hat halt gesagt, dass/man muss halt gucken jetzt, wo wir halt einen Bettenplatz bekommen können." (IP1)

Auch wenn der Sohn der Familie eine Heimunterbringung der Mutter zum ersten Mal ausspricht und ein solcher Wohnortwechsel vom Vater und Ehemann zunächst abgelehnt wird, so berichtet dieser, begann er doch während der letzten vier Monate der Betreuung seiner Ehefrau zu Hause gezielt und vorausschauend, nach einem Heimplatz zu suchen. In drei weiteren Familien stimmten die hilfe- oder pflegebedürftigen Personen der Heimübersiedlung zu, was die pflegenden Angehörigen in den entsprechenden Gesprächen betonten.

„Nein, das war es nicht und ich habe auch nicht einfach gesagt, ich mach das oder so. Wir hatten wie gesagt vorher immer darüber gesprochen, Mutti von sich auch, dass sie das wollte, von sich aus, Gott sei Dank!" (IP2)

Vorannahmen und Erfahrungen bezüglich der Institution Pflegeheim

Der sprachliche Ausdruck, ein Familienmitglied im Falle eines Heimeinzugs *abzuschieben*, fällt explizit in zwei Gesprächen.

„Was sagst du ihr jetzt? Willst du sie abschieben? Da habe ich gedacht auf der einen Seite tust du es ja auch, wenn man ehrlich ist." (IP2)

„(...) dass er es einfach wirklich auch nicht so mitkriegt, dass wir ihn abgeschoben haben. Weil das schlechte Gewissen, das bleibt (...). Ja." (IP4)

Eine weitere Annahme (verknüpft mit negativen Empfindungen) liegt darin, mit einem Heimeinzug ist die Endstation des Lebens erreicht: *„Weil man ja weiß, jetzt ist wirklich Schluss (...)"* (IP6) (vgl. Kapitel 5.4). Negative Erfahrungen mit Einrichtungen der stationären Altenhilfe wirken auf die Entscheidungsfindung im Vorfeld des Heimeinzugs. Eine Interviewpartnerin schildert ihre Erfahrungen hierzu sehr deutlich:

„Und vor allem, weil ich es auch schon anders gesehen habe, ich meine, ich habe ihn in der Kurzzeitpflege gesehen, (...) wenn die mir gesagt hätten, er ist in fünf Minuten tot, dann hätte ich es geglaubt. Wenn einer mal dasitzt und nur noch den Mund aufhat und sabbert, vollgesch... von oben bis unten und dann mal keiner in die Puschen kommt, da denke ich mir dann auch, „Danke",

und das ist ja dann auch mal Standard (...) es gibt auch Grenzen und es geht dann irgendwo auch anders." (IP4)

Ebenfalls negative Erfahrungen während eines Kurzzeitpflegeaufenthalts reichen von der Kritik gegen den hohen Dokumentationsaufwand zu Ungunsten der Befriedigung der eigentlichen Bewohnerbedürfnisse in der formellen Pflege bis hin zu dem Eindruck, die Pflegekräfte sind aufgrund der zu niedrigen Personaldecke überfordert oder haben resigniert. In der Folge können sie bspw. die Nahrungsaufnahme einer an Demenz erkrankten Frau nicht im benötigten Maß und gemäß den Wünschen der Familie unterstützen. In diesem Fall fand nach der Heimübersiedlung ein weiterer Umzug in eine Wohngemeinschaft für Menschen mit Demenz statt. Doch trotz der negativen Erlebnisse und der Bewertung des Heims als Abschiebeort und Endstation des Lebens muss eine Familie erkennen, dass die Versorgung und Betreuung des schwer an Demenz erkrankten Vaters einen Punkt erreicht hat, an dem sie nur noch in einem institutionellen Rahmen geleistet werden kann.

„Zu Hause ging es bei uns auch nicht anders. Vor allem, man kann zu Hause auch die Medikamente nicht reduzieren, weil es ist egal, gerade wenn dann jemand so böse wird zwischendrin (...). Daheim geht das aber nicht. Ich meine, hier wenn er irgendwo einen Panikanfall, die können eben was machen (...)." (IP4)

Eine gezielte und länger andauernde Suche nach einem Heimplatz ermöglicht es einem Interviewpartner, sich ein genaues Bild über den regionalen Markt der stationären Altenhilfe zu verschaffen und erlaubt eine Bewertung desselben. Die Entscheidung für eine stationäre Einrichtung fußt dann auf den zusammengetragenen Informationen über Angebot und Preis, welche mit finanziellen Restriktionen oder der Erreichbarkeit für die Familie vereinbart werden. Die Erfahrung, auf einer Warteliste (auch bei verschiedenen Einrichtungen gleichzeitig) zu stehen, haben drei der Familien erlebt.

„(...) in dem einen Heim, da wäre ich an dreißigster Stelle gewesen, da habe ich dann angerufen wie ich das hier hatte, 'Sie können mich jetzt streichen, ich habe jetzt was', also der Unterschied ist so kolossal, da ist es so voll und hier war ein Bett frei und da war noch ein Heim, das hat mir auch gut gefallen, aber die kosteten auch schon 1700, dies hat 1400 und das hat 1700 und 1700 hätte das auch gekostet, wo sie in Kurzzeitpflege war, das hatte ich ja nun kennengelernt und da habe ich mir gesagt, also, ob du jetzt die sieben oder die zehn Kilometer fährst, mit dem Fahrrad oder mit dem Auto, da gehst du da hin, wo ich nun 300 Euro billiger wegkomme, nicht? Denn Heim ist Heim!" (IP6)

Zu positiven Vorerfahrungen führen ehrenamtliches Engagement in einem Seniorinnentreff in der Pflegeeinrichtung vorab des Heimeinzugs der Mutter, eingestreute Kurzzeitpflegeaufenthalte, in denen sich die zu versorgenden Verwandten wohlfühlten, und die Erfahrung von früheren Verwandten, die ihrer Zeit in einer Pflegeeinrichtung lebten. Zum einem machen derartige Erfahrungen die Heimübersiedlung des zunehmend auf Hilfe angewiesenen Familienmitglieds in Zeiten der häuslich-familialen Pflege vorstellbarer und zum anderen helfen sie, Ängste vor dem eigenen Altern und der Institution Pflegeheim als ebenfalls möglichen Wohnsitz im Alter zu nehmen.

5.3 Kennzeichen der Pflegebeziehung

Die Beziehungen im Pflegeverhältnis, dem Paar aus pflegebedürftiger Person und pflegender Person, zeichnen sich durch verschiedene Grade der Verbundenheit und damit in Verbindung stehende kongruente oder inkongruente Vorstellungen über die Gestaltung der Pflege und des Pflegeverhältnisses aus. Ein weiteres besonderes Merkmal der Beziehung bilden die durch die Pflegetätigkeit veränderten Rollenzuschreibungen der beiden Menschen.

Ausmaß der Verbundenheit und Kongruenz

Die Pflegebeziehungen zeigen ein hohes Maß an Verbundenheit und Kongruenz. Nach den Aussagen der interviewten Personen haben beide Partner den Wunsch nach Nähe zum anderen. Vor allem in den Beziehungen zwischen Mutter und Tochter wird dies deutlich und die Töchter geben an, dass der Wunsch nach Nähe auch beiderseits kommuniziert wird. Auf Grenzen seitens der zu pflegenden Mütter reagieren die Töchter mit Empathie und versuchen rücksichtsvoll mit ihrer Fürsorge, Defizite der Mütter zu kompensieren. Auf der anderen Seite erkennen die Mütter die Grenzen der Töchter in der Betreuung und Versorgung an und bemühen sich, ihnen nicht mehr als nötig zur Last zu fallen. Durch den zunehmenden Hilfebedarf und die demenziell bedingten Persönlichkeitsveränderungen wird in einem Fall die Nähe zur Familie gesucht, was als positiv empfunden und gerne angenommen wird (vgl. Kapitel 5.1).

Das Bewahren der als tief empfundenen Verbindung zueinander steht über der Aufrechterhaltung der häuslich-familialen Pflege, so soll eine Heimaufnahme nichts an dem beiderseitigen Bedürfnis nach Nähe ändern. Wenn das Versprechen, sie oder ihn zu Hause zu behalten nicht mehr gehalten werden kann, so wird in allen Familien davon berichtet, die Heimbewohnerin oder den Heimbewohner weiterhin beinahe täglich zu besuchen.

„(...) und wenn es dann mal eine halbe Stunde ist, aber ich bin da gewesen, sie
sieht mich, man nimmt sich in den Arm, gibt sich einen Kuss, so!" (IP2)

Als weiteres Zeichen der Verbundenheit äußern sich allen voran die Töchter stets
um das Wohlergehen der Mütter besorgt und freuen sich an jedem erkennbaren
Zeichen dafür in der gemeinsam verbrachten Zeit. Die Mütter wiederum reagieren bei jedem Kontakt (ob noch im angestammten Zuhause oder in der Pflegeeinrichtung) mit Freude, so erzählen die Töchter. Allen Beziehungen (und Familien)
kann des Weiteren zugeschrieben werden, dass in ihnen viel miteinander geredet
wird. Dies schließt die Kommunikation über einen Heimeinzug mit ein. Nur in
den beiden Fällen fortgeschrittener Demenz findet der Heimeinzug unausgespro-
chen statt. Der Heimaufenthalt wird gegenüber der erkrankten Person als Erho-
lungsurlaub oder Kur mit Aussicht auf Heimkehr vorgegeben, auch wenn die Familie ihr Handeln gleichzeitig in Frage stellt. Ein weiteres Kennzeichen der Verbundenheit in den Beziehungen zwischen den Müttern und Töchtern ist, dass Gefühle voreinander zugelassen und geteilt werden. Das beschriebene Wir-Gefühl
einer befragten Tochter bringt die Verbundenheit und beiderseitige Kongruenz
zum Ausdruck.

„Ich sage immer 'wir', weil man kann nur was schaffen, wenn jeder, also beide
Personen was machen, also meine Mutter hat gesehen, dass ich kämpfe und
sie hat mitgemacht (...)." (IP1)

Je nachdem wie sich die Pflege zu Hause und das Zurechtkommen mit den sich
immer wieder verändernden und dabei zunehmend herausfordernden Situationen gestaltet, wechselt auch das beschriebene Verhältnis innerhalb der Pflegebeziehung. Für eine pflegende Tochter ist es leichter, die Zeit mit dem Vater und die
Nähe zu diesem positiv zu erleben, da sie zeitmäßig weniger in die tägliche Betreuung involviert ist als ihre Mutter.

„Aber da muss man sagen, da habe ich es wieder einfacher gehabt wie sie. Sie
hat ihn ja doch immer gehabt (...) für mich war es immer nur eigentlich eine
kurze, knappe Zeit, wo ich auch viel mehr reinpacken kann, weil ich hinterher
auch den Abstand gehabt habe." (IP4)

Anspannungen, die im Beziehungsverhältnis in der Zeit vor dem Heimeinzug bestanden, lösen sich erst nach dem Umzug wieder, wie das Beispiel einer weiteren
Tochter beschreibt:

„Ich glaube, jetzt wieder lockerer von mir aus, weil so ein Druck weggenom-
men worden ist, muss ich ganz ehrlich sagen, jetzt kann ich wieder hingehen
und weil ich schon manchmal angespannt war vorher, nicht?" (IP2)

Obgleich das Verhältnis als eng beschrieben wird, kann es zeitweilige Versuche geben, auf Distanz zu gehen. Damit einhergehend können beide Partner inkongruente Verhaltensweisen zeigen. Beispielsweise lehnt die hilfebedürftige ältere Frau auf der einen Seite die Fürsorge durch die Tochter ab, indem sie eine nötige Krankenhausaufnahme verweigert. Auf der anderen Seite macht die Tochter deutlich, nicht uneingeschränkt für die häusliche Betreuung zur Verfügung zu stehen. Vor diesem Hintergrund und angesichts eines gesunden Selbstschutzes kann die folgende Aussage einer Tochter für die Mutter die Wahl zwischen der Option Heimaufnahme oder dem Beziehungsende bedeuten.

> *„Und dann habe ich irgendwann gesagt, 'Mutti, du musst dir das jetzt überlegen. Entweder du gehst [nach dem Krankenhausaufenthalt; Anm. der Autorin] nach Hause (...) oder du gehst ins Pflegeheim, weil dann habe ich auch wirklich Zeit für dich, weil ich mich um nichts anderes mehr kümmern muss. (...) Gehst du in deine Wohnung, kannst du mich abschreiben (...). Ich bin weg!' Ich habe mich so schlecht gefühlt, weil ich das gesagt habe, aber es war für mich die einzige Möglichkeit, mich zu retten, weil sonst wäre ich irgendwie zu Grunde gegangen (...). Ja, und dann habe ich mich zwei Tage überhaupt nicht bei ihr blicken lassen (...)." (IP3)*

Aufgrund der Demenzerkrankung eines Ehepartners entwickelt sich die gemeinsame Beziehung nach beinahe sechzig Ehejahren unweigerlich auseinander. Auf der einen Seite steht das (An-) Erkennen des gesunden Ehepartners, das frühere autarke Zusammenleben und die früheren gemeinsamen Aktivitäten (*„(...) wir haben alles gemeinsam gemacht"* IP6) aufgeben zu müssen. Auf der anderen Seite steht der erkrankte und nun abhängige Partner, der an dem erhofften Leben im beiderseitigen Ruhestand allmählich nicht mehr teilnehmen kann. In dem ersten Stadium seiner Erkrankung zeigt er noch das Bedürfnis nach Nähe und äußert den Wunsch, nicht alleine gelassen zu werden. Doch verliert er die offen gezeigte Zuneigung im Laufe der Zeit bis dahin, den Partner nicht mehr zu erkennen. Der zurückgebliebene Partner äußert Bedauern und leichten Groll über die verloren gegangene Beziehung und die gemeinsame Vergangenheit.

> *„Und im Nachhinein habe ich oft gedacht, wenn das nun da zu Ende gewesen wäre, wäre natürlich ein Ende mit Schrecken, aber dann wäre auch viel erspart geblieben, nicht? Denn ich bin jetzt alleine, wenn sie Witwer sind, sind sie auch alleine, also was ist nun besser, nicht? (...) gehst du mal hin oder gehst nicht hin (...) weißt du aber, wenn ich komme, freut sie sich, das merke ich ja, nicht?" (IP6)*

Entgegen dem Bedauern über das Vergangene zeugt die nicht endende Sorge für die dennoch bestehende Verbundenheit, auch wenn diese nicht mehr im gewohnten Maß erwidert wird. So wird auch in diesem Fall die Entscheidung des Umzugs mit dem Wohlbefinden für den erkrankten Partner begründet. Für das Wohl des Verwandten zu sorgen ist ein zentraler Motivator aller Familien in dieser Untersuchung und er tritt auch durch die regelmäßigen Besuche und mitgebrachten Kleinigkeiten oder Erinnerungsstücken in der neuen Wohnumgebung zu Tage.

Rollenveränderung

Mit dem Alter und der gestiegenen Abhängigkeit verlieren die Elternteile in den Augen der pflegenden Kinder an Stärke, Selbstbestimmung und Entscheidungskraft. Eigenschaften, die in den untersuchten Fällen nun von den Töchtern übernommen werden sollen.

> *„(...) letzten Endes ist es auch einfach so, die Beziehung hat sich gekippt, also, meine Mutter ist nicht mehr die Starke, sondern die bin ich jetzt." (IP3)*

Doch fällt es den Kindern nicht immer leicht, einschneidende Entscheidungen stellvertretend zu fällen, wenn es beispielsweise darum geht, welche Gegenstände über die Auflösung der mütterlichen Wohnung hinaus aufbewahrt werden sollen und welche nicht. Nicht nur zwischen den Generationen, sondern auch innerhalb einer Generation kommt es in einem Fall zu einer Rollenveränderung, wie es die interviewte Tochter über ihre Mutter, die Ehefrau des zu pflegenden Vaters, erzählt:

> *„(...) meine Mutter ist ja seine (..) Mutter dann eigentlich gewesen" (IP4)*

Ob direkt benannt *(„das ist wie man Kinder hat, ist genauso (...).",* IP3; *„irgendwie wie man bei den Kindern das eigentlich auch macht",* IP4) oder implizit formuliert, werden den alten Eltern kindliche Rollenzuschreibungen zugesprochen und dementsprechend verändert sich ihnen gegenüber das Verhalten der Familienangehörigen.

> *„(...) meine Mutter habe ich brav ins Bett gepackt und habe gesagt, 'Ich fahre jetzt (...). Keine Sperenzchen (lachend)! Bleibst du jetzt bitte im Bett.'" (IP1)*

> *„Oder einfach in seine Werkstatt rausgestellt, wo ich mir gedacht habe, na gut, ob ich jetzt schmutzig werde oder nicht, lasse ihn einfach. (...) doch man hat eigentlich wirklich wie bei den Kindern geschaut, was macht er gerne und das dann eigentlich bevorzugt dann mit ihm gemacht." (IP4)*

5.4 Gefühlswelt der Pflegenden

Das Spektrum erlebter Gefühle, und in welcher Form sie sich in den Erzählungen der Pflegepersonen nach außen hin darstellen, ist breit. Für alle befragten Personen nehmen überwiegend Emotionen ein, die negativ zu konnotieren sind, da sie die empfundene Belastung aufgrund der Lebensphase Heimübergang des Elternteils oder Ehepartners bezeichnen. Demgegenüber stehen wenige als positiv zu deutende Gefühlsäußerungen. Des Weiteren sind ambivalente Gedanken und Anzeichen dafür, sich in die Situation zu fügen genauso wie noch mit dieser zu verhandeln bis letztlich dahin sie anzunehmen, erkennbar.

Negativ-Gefühle

Die übernommene Fürsorge für das zunehmend auf Hilfe angewiesene Familienmitglied bedeutet für die interviewten Personen ein ständiges In-Sorge-sein oder permanent unter Strom zu stehen. Neben der persönlichen Auseinandersetzung damit, fühlen sie sich auch von ihrem Umfeld immer wieder an ihre Situation zu Hause erinnert, was sie als zusätzliche Konfrontation erleben. Die grundsätzliche Belastung, die kognitiv-mentalen oder somatisch-funktionellen Zustandsverschlechterungen ihres Verwandten mitzuerleben, wird von einem Unverständnis im Sinne von Es-nicht-wahrhaben-wollen oder Es-nicht-begreifen-können begleitet. Sie fühlen sich überfordert, hilflos und alleingelassen – umso mehr, je länger die häusliche Situation bis zum Heimeinzug andauert. Die betroffenen Töchter berichten davon, viel zu weinen. Die von allen Interviewpartnern empfundene Traurigkeit wird von weiteren Emotionen wie Ekelgefühlen, dem Gefühl, verletzt zu sein, Verzweiflung, Ängste, Ärger, Wut und sogar Hass begleitet.

> *„Also ich war vorher so, ich konnte die Frau nicht mehr ertragen, ne, ich war nur noch wütend auf meine Mutter. Wohlwissend, dass sie dafür gar nichts kann, war ich trotzdem nur wütend auf sie."* (IP3)

> *„Und was dann ist, man hasst ihn einfach dann auch. Doch, man hasst ihn wirklich (...)."* (IP4)

Sich das Ende der Pflege- bzw. Unterstützungsaufgabe einzugestehen und damit die anstehenden Veränderungen des Familiensystems zu verkünden, löst zusätzlich Angst aus:

> *„(...) und dann bin ich zu Mutti gegangen, mit Angst, gebe ich ganz ehrlich zu, tüchtig Angst sogar (...) da waren wir beide am Heulen (...) und ich sagte, 'Mutti, ich (...) will dich nicht abschieben und wenn ich es könnte, würde ich es [die Versorgung zu Hause] auch tun (...). Ich kann nicht mehr!"* (IP2)

Der Heimübergang wird als Abschied oder Abschied auf Raten beschrieben und von einer Tochter mit der Aussage *„es ist doch eigentlich wie wenn man sein Haustier auf die Schlachtbank führt, so ein Gefühl, es ist gemein"* (IP4) unterstrichen. Das Gefühl des Abschieds spiegelt sich auch in den Erinnerungen an die gemeinsamen Jahre wider und betont den unerwünschten und nicht erwarteten Umstand, der bevorstehenden Lebensphase ohne Ehepartner entgegenzutreten.

> *„Ich meine, mir wäre lieber, ich hätte eine gesunde Frau und wir würden alles gemeinsam machen, nicht? Wir haben im Sommer gegrillt (...) Und das ist natürlich vorbei. Das ist ja jetzt auch der erste Sommer, wo sie dann auch nicht mehr hier ist, nicht?" (IP6)*

Nach der getroffenen Entscheidung sowie nach dem Umzug sind weiterhin Zweifel, Schuldgefühle, Unsicherheit und das andauernde schlechte Gewissen Thema. Folgen Entscheidung und Heimeinzug binnen weniger Tage, wird dies von einer Tochter als belastend beschrieben. Demgegenüber zehrt eine längere Phase des Suchens und Wartens an den Kräften einer anderen Tochter. Für eine weitere betroffene Familie war es das Schlimmste, das Anmeldungsformular für den Heimplatz abzugeben, wohingegen die Wochen bis zum Heimeinzug des Vaters dann als entspannter wahrgenommen wurden. Die Bestätigung über einen verfügbaren Heimplatz durch die Einrichtung wird von einer Tochter damit umschrieben, dass eine Welt zusammengebrochen ist. Die Einmaligkeit des Ereignisses Heimeinzugs eines Elternteils macht es zu einer besonderen Erfahrung und einmalig zu bewältigenden emotionalen Aufgabe für eine weitere, interviewte Tochter. Lebte der Elternteil zuvor alleine und die Heimübersiedlung brachte es mit sich, das Haus der Mutter zu verkaufen oder deren Wohnung aufzulösen, so sind dies zusätzliche herausfordernde Umstände und kommen im Zusammenhang mit empfundenen negativen Gefühlen öfter zur Sprache. Wenn bis dahin keine oder kaum Kontakte zur Institution Pflegeheim bestanden, treten erste persönliche Auseinandersetzungen mit dem Sterben des Elternteils als auch mit dem eigenen Lebensende auf.

Positiv-Gefühle

Zu den als positiv zu deutenden Gefühlsanteilen zählen allen voran Aussagen über die Hoffnung darauf, dass es dem Elternteil oder Ehepartner (in der stationären, pflegerischen Versorgung) wieder besser gehen wird. Der Heimeinzug befreit von einem Teil der Sorgen und die damit verbundene, sich allmählich einstellende Entlastung verstärkt die empfundene Erleichterung in allen untersuchten Familien.

> *„Aber man bleibt immer in der Anspannung dann, ne? Und man sagt sich das zwar im Kopf und insofern war das dafür eine Erleichterung, das gebe ich ganz ehrlich zu. Das Gefühl, sie ist dann versorgt." (IP2)*

Des Weiteren wird die persönliche Erleichterung als Wiedergewinn der eigenen Lebensqualität angesehen, wenn es auch erst einmal schwerfällt. Ausdruck findet dies beispielsweise darin, dass der ehemals häuslich pflegende Ehepartner plant, sich einer Reisegruppe für Senioren anzuschließen. Bei Zustimmung zur Heimaufnahme durch die Mutter werden die positiven Gefühle einer Tochter in Anbetracht der erhofften Erleichterung zwar verstärkt, doch lindern auch diese das schlechte Gewissen nicht gänzlich.

Ambivalenz

Einmal stehen allein die beiden Pole der negativen und positiven Gefühlswelt für das Erleben von Ambivalenz, was die folgende Äußerung verdeutlicht: *„Es ist gemein, aber man muss sagen, wir haben wirklich wieder ein Leben daheim, wir können wieder die Haustür aufmachen. (...) Genau. (...) man lebt mehr"* (IP4). Des Weiteren sorgen die Wechsel in der Konstitution der auf Unterstützung angewiesenen Person und die ständige Ungewissheit über den Verlauf für ambivalentes Empfinden. Gemeint ist das Schwanken zwischen Freude im Sinne von Hoffnung in guten Phasen und der doch immer wiederkehrenden Traurigkeit über die abnehmende Verfassung.

> *„(...) es war irgendwie ambivalent. Auf der einen Seite habe ich gemerkt, (...) vielleicht hätte sie es nochmal gepackt. Auf der anderen Seite war mir klar (...) nicht so."* (IP1)

Auch ein von Zuwendung geprägtes Verständnis für die zu versorgende Mutter und Ärger über dieselbe können sich gegenüberstehen.

> *„Das ist wie man Kinder hat (...), man weiß eigentlich, dass sie nicht anders können und trotzdem könnte man sie sonst wohin schmeißen, ne? Und um/wenn sie denn abends wieder alle schlafen dann im Bett liegen, ist ja auch alles wieder gut, aber es ist/so ging es mir im Grunde genommen auch (...)"* (IP3)

In einem Fall wird versucht, selbst den Grenzen professioneller Unterstützungsangebote mit Verständnis zu begegnen, doch steht diesem die Verletzung gegenüber, die zu versorgende Person als abgelehnt zu erfahren.

> *„(...) die haben sich einfach von ihm gestört gefühlt. Irgendwo klar, verständlich. Klar und sowas tut weh! Wenn sie immer sagen, sie wollen ihn nicht mehr."* (IP4)

Wie schon in der Zeit der häuslich-familialen Pflege stehen sich am Tag des Heimeinzugs zwei gegensätzliche Empfindungen gegenüber: Abschied und Erleichterung. Ambivalent gestaltet sich das gefühlsbezogene Erleben auch, wenn eine längere Zeit bis zum geeigneten Heimplatz vergeht. Diese Zeit wird einerseits als besonders belastend empfunden, doch im Falle der Zusage tritt dann Freude ein – auch wenn die Tatsache an sich, die Mutter nun in einem Heim zu wissen, noch Schwierigkeiten bereitet.

Sich einfügen und Verhandeln

Alle Interviewpartner berichten von der Schwierigkeit, die eingetretene Situation zu akzeptieren, und der Prozess des Annehmens ist in keinem Fall zum Interviewzeitpunkt vollends abgeschlossen.

> *„Ich wollte es nicht wahrhaben, ich wollte einfach/ich habe gedacht, wir kriegen das hin und es wird schon klappen, dass sie wieder zu Hause sein kann." (IP1)*

> *„Und jetzt die zwei Wochen, ich bin auch noch gar nicht so weit und ich meine immer noch, er kommt wieder heim." (IP5)*

Erkennbar ist ein andauerndes Verhandeln mit den sich verändernden Situationen, zunächst in den Zeiten der Pflege, die in der eigenen Häuslichkeit erbracht wird, als auch zum Zeitpunkt des Umzugs und wenn dieser geschehen ist. Sich innerlich auf den Schritt des Umzugs des geliebten Verwandten einzustellen kann dabei helfen, die Veränderung im Familiengefüge und den unausweichlichen Umzug zumindest hinzunehmen, wenngleich sie nicht vollends akzeptiert werden können. Allen voran vor dem Hintergrund, an die eigene Gesundheit und das eigene Leben zu denken, wird allmählich versucht, die neue Situation für sich selbst anzunehmen.

> *„(...) ich habe auch mein Leben vor mir, noch! Und ich muss auch und das ist nicht egoistisch, sondern natürlich, dass auch an mich denken soll. Aber damit habe ich immer Schwierigkeiten mit gehabt (...)". (IP2)*

Die Hoffnung, die inneren Verhandlungen abzuschließen, wird weiterhin durch äußere Faktoren getrübt, beispielsweise, wenn noch sozialversicherungsrechtlicher und finanzieller Klärungsbedarf zur neuen Wohnumgebung des Familienmitglieds besteht. Die gefällte Entscheidung, die häusliche Versorgung aufgegeben zu haben, wird ebenfalls angezweifelt, wenn an anderen Orten Pflege zu Hause stattfindet.

> *„(...) also insofern ging es mir noch gut dabei, aber mir war das ja schon zu viel. Frage mich manchmal, wie andere das machen?" (IP3)*

Durch das Aufräumen der persönlichen Gegenstände des Ehemanns beginnt eine Ehefrau allmählich nach dem Heimeinzug ihres Mannes, die Situation anzuerkennen.

„(...) jetzt ist es so, dass ich viele Sachen daheim wegräume, die von ihm 'rum-liegen. Das hat mir jetzt jemand gesagt, 'Räum alles weg! Dann kriegst du Abstand'. (...) Und das kann man nicht in vier Wochen, das dauert auch seine Zeit. Es ist schwer, aber es ist so." (IP5)

5.5 Alleinstellungsmerkmale der Pflegenden

Diese Kategorie fasst Kennzeichen zusammen, die die Alleinstellung der Pflege-personen in der Sorge um das zu betreuende Familienmitglied verdeutlichen. Die interviewten familialen Hauptpflegepersonen sind drei Töchter, ein Gespann aus Ehefrau und Tochter sowie ein Ehemann.

Rollenanforderungen

Die Rolle als pflegende Tochter oder pflegender Ehepartner ist eine neben ande-ren Rollen, die insbesondere die Frauen in den Familien innehaben. Die Töchter sind selbst Ehefrauen und Mütter eigener Kinder. Wohnt ein Kind noch im El-ternhaus, wurde das Mutter-Sein als zusätzliche Belastung angesprochen. Auf-grund einer Krankheitsgeschichte eines Ehemanns werden die Kapazitäten der pflegenden Tochter sehr beansprucht und die zusätzlichen Rollenanforderungen als Ehefrau deutlich.

„(...) ich teile mich auf für Mann (...) und Mutter (...)." (IP1)

Bei Paaren kommen neben dem Ehebündnis, was an anderer Stelle die Verpflich-tung zur Sorge um den Partner impliziert (vgl. Kapitel 5.1) und welches durch die Nähe zum versorgenden Partner das Erleben seiner Zustandsverschlechterungen und des Abschieds in eine stationäre Pflegeeinrichtung besonders für eine Ehe-frau erschwert, die generationentypischen Werte, Bilder und Anforderungen der Gesellschaft hinzu.

„Ich glaube, für sie war es auf jeden Fall schlimmer! Klar, sie ist die [Ehefrau]. Genau. Und was auch eigentlich an einer Ehe dazu kommt, es ist irgendwo ei-ne andere Generation. Und was da einfach viel dazu kommt ist das Umfeld, denke ich. Also bei mir ist das eher so, mir ist das eigentlich egal." (IP4)

Mangelnde Unterstützung aus der Herkunftsfamilie

Auch wenn es – bis auf eine Ausnahme – neben den drei interviewten pflegenden Töchtern Geschwister gibt, beteiligen sich diese aus verschiedenen Gründen nicht an der direkten Betreuung und Versorgung der verwitweten, alleinlebenden Müt-ter. Die Töchter berichten zudem, von jeher die Bezugspersonen für ihre Mütter gewesen zu sein. Von weiteren Verwandten aus der Herkunftsfamilie (Tan-ten/Onkel, Cousins, ...) ist in diesen drei Fällen keine Rede.

„(…) also wenn meine Schwester und ich nun ein gutes Verhältnis gehabt hätten, dann hätte man sagen können, 'Pass auf, ich kümmere mich um Mutti als solches und du kümmerst dich um den ganzen schriftlichen Kram oder so', und das war eben nicht, und das wurde mir irgendwann einfach zu viel (…)."
(IP3)

Im Fall von zwei Hauptpflegepersonen (Ehefrau und Tochter) spielen weitere Familienmitglieder zur Unterstützung der täglichen, häuslichen Pflegeverantwortung eine untergeordnete Rolle, auch wenn betont wird, dass eine weitere Schwester oder ein Enkel bei Bedarf zur Stelle sind. Die Kinder des interviewten pflegenden Ehemanns sind seinen Aussagen nach, soweit es ihre berufliche und familiäre Einbindung zulässt, unterstützend am Rande der direkten Betreuung der an Demenz erkrankten Mutter tätig.

Männliche Zurückhaltung

Die Ehemänner der vier Frauen stehen vielmehr als beratend-unterstützende Gesprächspartner zur Seite, als dass sie sich direkt an der Pflegetätigkeit oder Beaufsichtigung der Schwiegermutter bzw. des Schwiegervaters beteiligen. Vor dem Hintergrund des indirekten Verwandtschaftsverhältnisses, der Berufstätigkeit des Ehemannes oder aufgrund von Rücksicht auf die schlechte gesundheitliche Lage des Ehepartners ist deren Zurückhaltung für die Frauen zumeist verständlich. Die männliche Distanziertheit kann Ärger hervorrufen, wenn die Pflege der Mutter für persönliche Beschäftigungen keinen Raum mehr lässt, über den der Partner aber weiterhin verfügt.

„Also, ich immer so meinen Terminkalender angeguckt, was ich alles erledigen musste, gar nicht für mich, für Mutti, für Mutti, für Mutti! Und dann habe ich den Terminkalender von meinem Mann gesehen, Tischtennis, Fußball, was weiß ich (…). Wieso muss ich eigentlich die ganze Scheiße machen?" (IP3)

Selbstüberforderung

In dem Gespann aus pflegender Tochter und Ehefrau berichtet die Tochter, durch ihre Erwerbstätigkeit und die zeitlich begrenzte übernommene Pflege des Vaters grundsätzlich mehr Abstand gehabt zu haben. Sie ist es auch, die für die Familie erkennt, dass die Belastungsgrenze erreicht ist. Wohingegen es ihrer Mutter schwerer fällt, die Pflege des Ehemanns aufzugeben, selbst als ihre Kraft aufgebraucht ist.

„Da waren unsere Grenzen noch nicht erreicht, wobei es auch nicht mehr lange gegangen wäre. [IP4 blickt zu IP5] Auf jeden Fall bei ihr wäre es nicht mehr lange gegangen. Das war wirklich (…) jetzt war Schicht im Schacht. Ich

meine, das ist nicht einmal, dass man sagen kann, dass es so schwer ist, man
ist einfach irgendwann leer!" (IP4)

Die übrigen drei befragten Töchter erzählen, generell Persönlichkeiten zu sein, die sich bereitwillig um andere Menschen kümmern, und aus der Familie kämen nur sie für die Sorge um die Mütter in Frage. Sie nehmen die Aufgabe an, stecken dabei die eigenen Bedürfnisse solange zurück bis schließlich die eigene Belastungsgrenze erreicht ist.

> *„(…) ich kann nicht mehr, also meine Kräfte sind jetzt aufgrund meiner eigenen Lebensgeschichte (…) am Limit." (IP1)*

5.6 Entlastung und Unterstützung der häuslich-familialen Pflege

Die letzte Kategorie umfasst Aspekte, die entlastenden und unterstützenden Einfluss auf die häuslich-familiale Pflege während der im Interesse stehenden Zeit zwischen Anmeldung und Heimeinzug nehmen können. Es sind individuelle Ressourcen, die in den verwandten Pflegepersonen selbst liegen, familiäre und außerfamiliäre Ressourcen sowie das professionelle Versorgungssystem betreffende und strukturelle Faktoren.

Individuelle Ressourcen der pflegenden Person

Entlastung zu erfahren, bedeutet für die interviewten pflegenden Angehörigen vornehmlich, sich Zeit für sich und ihre Bedürfnisse zu nehmen, auch wenn diese begrenzt ist. Sie fahren für wenige Tage weg oder widmen sich persönlichen Beschäftigungen wie Fahrrad zu fahren, Tagebuch zu führen oder einem Ehrenamt nachzugehen.

> *„(…) bin dann über meinen Geburtstag eine Woche im [Schwarzwald] gewesen (…). Also, das war dann schon gut, eine Woche nicht da zu sein, eine Woche den Kopf mal völlig frei zu kriegen (…)" (IP3)*

Der Glaube, die Freude an der Natur- und Tierwelt sowie die Verbundenheit mit dem Leben an sich und das Gefühl, nicht alleine zu sein, können zudem über die belastende Zeit hinweghelfen.

> *„Ich bin dankbar für jeden Tag, wo ich mir sage, ich habe so viel gesehen. Ich bin dankbar, dass ich bin (…)" (IP1)*

Auch mit Humor lässt sich den neuen Herausforderungen im Umgang mit der beginnenden Demenzerkrankung des Familienmitglieds anfangs noch gut begegnen. Einer Berufstätigkeit nachzugehen, kann bedeuten, Abstand von der teilweise bedrückenden Situation zu Hause zu gewinnen.

„Und ich muss sagen, ich gehe in die Arbeit und ich muss wirklich sagen, ich
bin manchmal wirklich froh gewesen, dass ich auch in die Arbeit gehen kann.
(...) Einfach, ja, es ist wie ein Mantel, man geht in die Arbeit und man tut es
runter und man ist jemand ganz anderes. Man muss über nichts mehr nach-
denken." (IP4)

Die geteilte Pflegeverantwortung zwischen einer Mutter (Ehefrau) und Tochter
wird überdies für beide Hauptpflegepersonen als entlastend beschrieben. Sich
Informationen über das Krankheitsbild und Erkrankungsverläufe einzuholen, ist
eine weitere individuelle Ressource, um der Pflege- und Betreuungsaufgabe in
der eigenen Häuslichkeit zu begegnen. Die psychologischen Strategien Sich-gut-
zureden und Sich-Gutes-einreden liegen in den Aussagen zweier Pflegepersonen
eng zusammen und beiden Strategien wird eine helfende Funktion zugesprochen.

Ressourcen im Familienkreis

Aus den Familien übernehmen weibliche Verwandte (Schwester, Schwägerin,
Tochter) kurzzeitig die direkte Versorgung oder Betreuung der hilfebedürftigen
Person, wenn die Hauptpflegepersonen verhindert sind. Zum Austausch vor Entscheidungen, zum moralischen Beistand, zur Prüfung von zu unterzeichnenden
Verträgen, als Trostspender, zur Unterstützung am Umzugstag oder bei pflege-
fernen Aufgaben (z. B. beim Auflösen der Wohnung der Mutter) fungieren Ehemänner, erwachsene Kinder und weitere Verwandte.

„(...) ich habe einen Sohn (...) gesprochen haben wir darüber und (...) wenn
ich dann weinte (...), weil es ja auch weh tat, wenn man sieht wie die Mutter
abbaut und nicht kann und man möchte das auf der einen Seite und kann
doch nicht so (...) dann sagt er immer, 'Versuche es nicht ganz so an dich her-
anzulassen, das heißt ja nicht, dass du nicht für sie da bist, das heißt das
überhaupt nicht (...)'. Und das hat mir dann geholfen, wenn ich mit ihm ge-
sprochen hatte." (IP2)

Die Kommunikation in der engeren Familie ist für alle Interviewpartnerinnen und
Interviewpartner generell von hoher Wichtigkeit. An vielen Stellen wird davon
berichtet, dass in den Familien viel miteinander gesprochen wird und Entscheidungen gemeinsam getroffen werden. Eine Tochter betont die Wichtigkeit eines
funktionierenden Familiensystems wie folgt:

„Aber ich denke auch wirklich, dass man das aushalten kann, da brauchst du
wirklich jemand im Rücken, also wirklich eine Familie, die einen unterstützt.
Ich glaube, als Einzelperson hat man keine Chance! Ich glaube, da geht man
wirklich zu Grunde." (IP4)

Außerfamiliäre soziale Ressourcen

Außerhalb des Familienverbunds sind es allen voran Personen aus der Nachbarschaft der betrachteten Familien, die als Teile des Unterstützungsnetzes auftreten. Sie beaufsichtigen für kurze Zeit die hilfebedürftigen Menschen oder informieren die Familien bei Auffälligkeiten.

> *„Mein Nachbarnsystem war so ausgelegt, dass wenn ich um elf keinen Anruf bekam von der Nachbarin (...), die sich auch sehr um die Mutter gekümmert hat, dann ist ja alles in Ordnung. Dann konnte ich beruhigt einschlafen. (IP1)*

Andere Personen wie Arbeitskolleginnen dienen zum Austausch, vor allem dann, wenn sie sich in ähnlichen Lebenslagen befinden.

> *„Mein Vorteil war, dass ich in der Firma drei Kolleginnen habe, die (...) in der gleichen Situation stecken, die eine hat ihre Mutter schon im Heim, von der kannte ich die Prozedur schon (...)." (IP3)*

Der Anschluss an eine Selbsthilfegruppe für pflegende Angehörige ist ein weiteres Mittel, um Gleichgesinnte zum . Austausch zu finden, wovon die Interviewpartner profitieren. In einer Familie bringt der Besuch der Selbsthilfegruppe ab einem gewissen Zeitpunkt keine Erleichterung mehr, denn dort wird auf die Schwere ihrer Situation zu Hause nicht mit dem gewünschten Verständnis reagiert.

Medizinisches und professionell-pflegerisches Versorgungssystem als Ressourcen

Den drei Interviews mit den Töchtern ist gemeinsam, dass sie insbesondere von der Präsenz der Hausärzte berichten, die die Familien zum Teil über Jahre betreuen. Sie sind vertraute Ansprechpartner, die beispielsweise auch bei Problemen außerhalb ihrer medizinischen Fachkompetenz wie der möglichen Heimübersiedlung zu Rate gezogen werden.

> *„(...) wir haben dann unseren Hausarzt, der ein ganz lieber, also [Dr. S.], der ist ganz lieb (...), der hat meine Mutter/meine Eltern auch des Nachts betreut, also, zu Rate gezogen, was wir denn machen können (...)." (IP1)*

Von pflegerischer Seite aus entlasten und unterstützen Leistungen von ambulanten Pflegediensten, Tagespflegeangebote und eingestreute Kurzzeitpflegeaufenthalte die häusliche Versorgung in allen fünf Familien. Der pflegende Ehemann wählt ergänzend zur Tagespflege für seine demenziell erkrankte Gattin die Unterstützung von Pflegekräften aus dem benachbarten Ausland, die für einige Wochen bei ihnen leben. Aus Sicht der befragten Personen wird viel Kontakt zu den Pflegekräften der ambulanten wie stationären Institutionen gesucht und deren Hilfen angenommen. Beispiele sind Ratschläge bei Pflegeproblemen oder Trost in schwierigen Pflegesituation zu Hause sowie beim Bearbeiten von Anträgen, um Leistungen aus der sozialen Pflegeversicherung zu erhalten oder Einspruch gegen die Entscheidung einer Pflegekasse einzulegen.

> „(...) ich sag mal ganz ehrlich, wenn ich die [Einrichtungsleitung] und die [Verwaltungsangestellte] nicht gehabt hätte und mir Tipps gegeben haben und die ich auch immer belatschern konnte, ich glaube, ich wäre irgendwann verrückt geworden." (IP3)

Auf der anderen Seite wird in zwei Familien ausdrücklich der Wunsch nach mehr bzw. einer stabileren und konstanten professionellen Unterstützung geäußert. In einem Fall muss erfahren werden, dass nach nicht ausreichender Unterstützung durch einen ambulanten Pflegedienst auch die teilstationäre Hilfe wegbricht, so dass eine bereits in Erwägung gezogene Heimunterbringung die tatsächlich einzige Option zu sein scheint.

> „Aber wir haben uns auch wirklich daran geklammert an die Tagespflege. Wir haben wirklich und dann ist es immer, genau, die Enttäuschung, dann wenn sie sagen, sie wollen ihn nicht mehr." (IP4)

Des Weiteren wird der Wunsch sowohl nach einer stärkeren psychologischen Begleitung als auch nach einer professionellen Anlaufstelle geäußert, die jederzeit zur Verfügung steht und die nächsten Schritte im Heimübergangsprozess erklärt und dabei hilft, diese umzusetzen.

> „(...) ich hätte mir einfach (...) eine professionelle Unterstützung gewünscht, jemand, der sagt 'So, hier hast du einen Laufzettel, das machst du jetzt als nächstes und dann kümmerst du dich darum und dann kommt der nächste Schritt' (...)." (IP3)

Umgebungsfaktoren

Befragte familiale Pflegepersonen aus einer Ortschaft mit ca. 3000 Einwohnern benennen als Vorteile die kurzen Wege, die persönlichen Kontakte zu den unterstützenden, ambulant oder teilstationär tätigen Pflegekräften und die Bekanntschaft mit der stationären Pflegeeinrichtung, auch bevor die Mütter in diese gezogen sind.

> „Und wir waren auch immer so im Austausch, ich bin da auch häufig hingegangen, weil hier ja alles so schön zusammen ist (...). Ist von Vorteil, wirklich wahr, und auch so eine persönliche Bindung ist dann eher da." (IP2)

6 Diskussion

Der Diskussionsteil der Arbeit beleuchtet zunächst das Vorgehen der eigenen Untersuchung hinsichtlich seiner Stärken und Schwächen, bevor die erhaltenen Ergebnisse aus Kapitel 5 zusammenfassend und unter Berücksichtigung der empirischen Hintergründe und Erkenntnisse aus dem Forschungsstand (Kapitel 1.1. und 2) und insbesondere des theoretischen Bezugsrahmens (Kapitel 1.2) diskutiert werden.

6.1 Diskussion der verwendeten Methoden

Die einzelnen Schritte der qualitativen Datenerhebung (Samplegewinnung und leitfaden-gestützte, episodische Interviews) und des Analyseprozesses (zusammenfassende Inhalts-analyse nach Mayring) werden gegenüber bestimmten Gütekriterien im Folgenden kritisch betrachtet (Lamnek 2010, S. 482; Bortz & Döring 2006, S. 326ff.; Behrens & Langer 2010, S. 187ff.; Mayring 2007, S. 109ff.).

Die **Fragestellung** des Forschungsvorhabens wurde klar formuliert (Behrens & Langer 2010, S. 187). Sie bereitete aber insofern konzeptionelle Schwierigkeiten, dass Heiminteressenten in der ursprünglich angedachten Untersuchungsregion der Stadt und des Landes Bremen – und zum Untersuchungszeitpunkt Jahreswechsel 2013/2014 – scheinbar nur in seltenen Fällen Wartezeiten in Kauf nehmen mussten. Gründe hierfür können hiesige infrastrukturelle Besonderheiten (bspw. hohe Dichte von Pflegeeinrichtungen mit freien Wohnplätzen) und Bedingungen der Einzelfälle sein, die ein Aufschieben der Heimaufnahme für die Betroffenen unmöglich machen oder gemacht haben. Auch in der vorliegenden Untersuchung zeigte sich, dass die Heimeinzüge in aller Regel zu Zeitpunkten stattfanden, an denen die häusliche Versorgung gänzlich zusammengebrochen ist. Auch waren viele Übergange aus einer anderen Einrichtung (meist ein Krankenhaus) zu beobachten, die somit nahtlos vonstattengehen und von begleitenden Akteuren wie Ärzten oder Pflegepersonal gelenkt werden. Nach Ausweitung des Untersuchungsradius trafen schließlich für drei rekrutierte Fälle aus einer ländlichen Region Bayerns das Phänomen Wartezeit zu.

Angesichts der gewählten Fragestellung zeigte sich im Rahmen der **Rekrutierung** eine weitere Schwierigkeit. Der Zugang zu den Interviewpartnern war ausschließlich über die Vermittlungspersonen (Mitarbeiter von Pflegeeinrichtungen und einer Beratungsstelle) möglich. Die Nähe oder das Vertrauen zu diesen Personen erhöhte die Bereitschaft, mit einer fremden Person über den erlebten Heimübergang eines Verwandten zu sprechen. Auf der anderen Seite entstand über diesen Weg eine Möglichkeit der Verzerrung, indem die Probandinnen vorab durch die Vermittlungspersonen inhaltlich eingestimmt wurden, was die Offenheit in Bezug auf das Erzählen einschränken kann. Um dem entgegenzuwirken, fanden persönliche Gespräche mit den Vermittlungspersonen statt, in denen sie genau über das Thema und die gewünschte Zielgruppe aufgeklärt wurden. Es kann dennoch nicht vollends ausgeschlossen werden, dass sie die Angehörigen in eine Richtung gelenkt haben über ihr Befinden zum Interviewzeitpunkt zu sprechen. Denn den Probandinnen fiel es auffallend schwer, sich auf die zurückliegende Zeit zwischen Anmeldung und Heimeinzug zu fokussieren und verorteten ihre Erzählungen stark in der Gegenwart, indem sie sich oft zur stationären Versorgung äußerten. Auf der anderen Seite ist zu bedenken, dass der Fokus auf eine bestimmte Zeit dem gesamten, zu erlebenden Prozess (Entscheidungsfindung bis Umzug und die erste Zeit danach) in seiner Ganzheit möglicherweise von vornherein nicht gerecht werden kann. Dafür spricht zum einen, dass dessen Verarbeitung nach dem Umzug des Verwandten für keinen der Interviewpartner beendet ist. Ob mit oder ohne Wartezeit bedeutet der Heimübergangs-prozess eine enorme Herausforderung für betroffene Menschen. Doch auf der anderen Seite zeigt die Untersuchung, dass pflegende Angehörige in Deutschland je nach Region durchaus Wartezeiten auf einen Heimplatz von bis zu mehreren Monaten erfahren (müssen). Dieser Befund rechtfertigt wiederum den gesetzten Schwerpunkt des Forschungs-vorhabens auf das Erleben der betroffenen Familien innerhalb der vulnerablen Zeit zwischen Anmeldung und Heimeinzug.

Die Strategie und Ergebnisse der systematischen Literaturrecherche zur Abbildung des Erkenntnisstands zum Thema sind offengelegt, auch wenn zu berücksichtigen ist, dass die gewählten Selektionskriterien einer gänzlich sensitiven Strategie entgegenwirken und angenommen werden kann, dass weitere, relevante Literatur nicht erfasst wurde. Um zumindest eine Veröffentlichungslücke für das Jahr 2014 zu vermeiden, wurde die systematische Literaturrecherche im Dezember 2014 mit derselben Strategie wiederholt, wodurch für diesen einjährigen Zeitraum weitere fünf Veröffentlichungen identifiziert werden konnten. Die Begründung des gewählten Studiendesigns, die Entwicklung der Erhebungsinstrumente, der Zugang und die Zusammensetzung der Stichprobe (Sample), die Durchführung der Interviews und die Schritte der Auswertungsmethode sind hinreichend und transparent im dritten Kapitel der Arbeit beschrieben. Dies spricht dafür, dass die Gütekriterien **Objektivität und Validität** im Untersuchungsvorhaben berücksichtigt wurden (Behrens & Langer 2010, S. 187f.). Der Interviewleitfaden erwies sich als geeignet, bei den befragten Personen den Erzählfluss anzuregen und auf das Thema gerichtete Aussagen zu generieren. Die Folgerichtigkeit der Analyse und der dadurch gewonnenen Ergebnisse in Form des Kategoriensystems kann anhand der kopierten Transkripte und Auswertungstabellen (die mit der Einreichung der Qualifizierungsarbeit abgegeben worden sind) nachvollzogen werden.

Der beschriebene **Forschungshintergrund** der Untersucherin zum Thema Heimeinzug pflegebedürftiger Menschen kann einerseits als ein einschränkender Faktor für die einzunehmende, möglichst unvoreingenommene Haltung in qualitativen Studien und andererseits als Vorteil in Bezug auf eine zielgerichtete Durchführung des Vorhabens gesehen werden (Behrens & Langer 2010, S. 188). Die Gesprächsführung qualitativer Interviews war indes ein Teil, den die studentische Untersucherin ohne Vorerfahrung durchführte. Dadurch blieben möglicherweise Anknüpfungspunkte für Nachfragen im Gesprächsfluss ungenutzt.

Weitere Limitationen ergaben sich darüber hinaus in der Stichprobengröße und in der vorgenommenen Datenanalyse bzw. Ergebnisinterpretation.

Um eine **heterogene Samplezusammensetzung** zu erreichen, galten für die Auswahl der Fälle die theoriegeleiteten Kriterien, die im Unterkapitel 3.3 beschrieben wurden. Für die Heterogenität des Samples sprechen die fünf gewählten Einzelfälle (Familien), die sich in Geschlecht und Verwandtschaftsverhältnis zum pflegebedürftigen Familienmitglied unterscheiden, und insofern „typische Vertreter einer Klasse ähnlicher Fälle" sind (Bortz & Döring 2006, S. 326). Aufgrund der kleinen Fallzahl kann für die Datenmenge einerseits konstatiert werden, dass sie noch nicht annähernd gesättigt ist und die Ergebnisse noch nicht verallgemeinerbar sind, auf der anderen Seite aber zeigen die Befunde ihre Bestätigung durch die sich wiederholenden Themen zwischen den Interviews. Interessant wäre es überdies, mindestens einen Fall zu gewinnen, der nach erlebter Wartezeit einen Heimplatz abgelehnt hat, um der in der Einleitung angesprochenen Beobachtung aus der Pflegepraxis und Literatur (Fjelltun et al. 2009, S. 3086) nachgehen zu können.

Zur Validierung des qualitativen Materials in Form der Interviewäußerungen dienten Hintergrundinformationen zum systematisch recherchierten Forschungsstand und Expertenaussagen aus der Pflegepraxis (insbesondere die Mitarbeiter aus den vermittelnden Pflegeeinrichtungen und der Beratungsstelle). Die **interpersonale Konsensbildung** (konsensuelle Validierung; Bortz & Döring 2006, S. 328 und S. 335), indem Glaubwürdigkeit und Bedeutungsgehalt des Materials durch mehrere Personen geprüft werden, ist darüber hinaus denkbar (bspw. durch die Teilnahme an einer Forschungswerkstatt für qualitative Methoden).

Die gewählte Auswertungsmethode, die durch die Kategorienfindung und Regelgeleitetheit einen starken Reduktionsprozess erfährt, dringt eingeschränkt bis zur Tiefenstruktur des Erzählten vor und kann den Gesamtgestalten der untersuchten Fälle somit nicht vollends gerecht werden. Für weitere Untersuchungen wäre zu überlegen, eine **Analysemethode** zu wählen, die die Biographien der Erzählpersonen, die familiären Beziehungen während der Pflege eines Verwandten und damit verbundene Phänomene stärker berücksichtigt.[19]

6.2 Diskussion der Ergebnisse

Mit Blick auf die Frage nach dem Erleben von pflegenden Angehörigen, wenn ein Verwandter in eine Pflegeeinrichtung zur vollstationären Versorgung zieht, erfolgt in diesem Kapitel der Forschungsarbeit eine kritische Auseinandersetzung mit den im fünften Kapitel vorgestellten Erkenntnissen. Dies findet unter Rückgriff auf die Befunde zu den empirischen Daten zur Lage von pflegenden Angehörigen (Kapitel 1.1), zum theoretischen Rahmen (Kapitel 1.2) und Forschungsstand (Kapitel 2.3 und 2.4) statt.

Pflegeübernahmebereitschaft und Pflegeaufgaben

Nach den subjektiven **Beweggründen zur Pflegeübernahme** zu fragen, liefert Hinweise auf die sich entwickelnde und in der Häuslichkeit stattfindende Pflegebeziehung und deren räumliches Ende in Form des Heimumzugs. Die Beziehung, ob zwischen Elternteil und Tochter oder zwischen den Eheleuten, beeinflusst maßgeblich das Erleben der interviewten Personen in dieser Zeit. Die Angehörigen geraten eher nach und nach in ihre Pflegeaufgabe hinein, als dass sie einen bestimmten Zeitpunkt benennen können, an dem die Pflege schlagartig nötig wurde. Der Unterstützungsbedarf in den täglichen Aktivitäten des alternden oder erkrankten Verwandten nimmt schleichend und schrittweise zu, wodurch auf der einen Seite die konkreten Anfänge der häuslichen Pflege nur schwer auszumachen sind. Auf der anderen Seite sorgen akute Ereignisse wie Stürze, Erkrankungen und Krankenhausaufenthalte für spontan höheren Unterstützungsbedarf innerhalb des sonst schleichenden Prozesses und drängen die gesunden Verwandten wiederum in ihre Rolle. Ob die Entscheidung zur Pflegeübernahme bewusst getroffen wurde, scheint somit auch für die Situation der befragten Personen in der eigenen Untersuchung eher fraglich (Gröning et al. 2004, S. 93f.). Zumal werden zur Begründung extrinsisch-gesellschaftlich geprägte und vor allem intrinsisch-persönliche Wert- und Normvorstellungen benannt. Es sind beide

---

[19] Zur Auswertung käme eine typenbildende oder theoriegenerierende Methode (wie z.B. in der Grounded Theory) in Betracht. In dieselbe Richtung würde eine Revision der Gesprächsführung zielen, wenn bereits in der Datenerhebung eine offenere Interviewform als das biographisch-narrative Interview als Instrument gewählt werden würde.

Wertvorstellungen, die die Pflegeübernahme für sie selbstverständlich machen. Die Selbstverständlichkeit steht dem Umstand gegenüber, laut den Aussagen der untersuchten Fälle, als einziges Familienmitglied für die Pflege in Frage zu kommen, wodurch die Pflegeübernahme neben dem beschriebenen selbstverständlichen ein zwangsläufiges Moment erfährt. Als individuelle Motive zur Pflege lassen sich für die Töchter und Ehepartner vor allem eine hohe Fürsorgebereitschaft sowie tiefe Verbundenheit aufgrund des geschenkten Lebens und der gemeinsam verbrachten Jahre identifizieren. Für die Töchter äußert sich dies, insbesondere in Dankbarkeit gegenüber der Mutter bzw. dem Vater. Den alten Eltern ein Leben in den eigenen vier Wänden zu ermöglichen, erlaubt es ihnen etwas von der früher empfangenen, elterlichen Sorge zurückzugeben, und lässt sie die bisherige Nähe in der Beziehung zwischen Mutter und Tochter bestärken oder eine zuvor ungekannte Nähe zum Vater positiv erfahren. Bestärkend wirken auch das gesellschaftlich herrschende Bild über pflegende Frauen im Gegensatz zu den seltener pflegenden Männern und die Norm, dass erwachsene Kinder für ihre alten Eltern aufkommen sowie ein Ehebündnis zur Sorge bei Krankheit verpflichtet. Materielle Beweggründe wie die Möglichkeit, zu erben (Gröning et al. 2004, S. 53), lassen sich aus den Aussagen der hier interviewten Personen nicht ableiten. Die mehr oder weniger bewusste Entscheidung zur Pflege kann vor einem Spannungsfeld stattfinden (Gröning et al. 2004, S. 53) und so stellt sich die Frage, ob ein Spannungsfeld aus auszuhandelnden Emotionen innerhalb der Pflegeperson auch beim Beenden der familiär-häuslichen Pflege besteht. Dies kann bejaht werden, denn für die betroffenen Angehörigen kommt es zu einem Konflikt. Einerseits sprechen die benannten Motive per se gegen das Aufgeben der häuslichen Pflege, auf der anderen Seite ist diese aufgrund der schwindenden eigenen Kräfte nicht länger fortzuführen, wodurch es doch zum Ende kommt respektive kommen muss. Jegliches Handeln der pflegenden Angehörigen dient dem Wohlergehen des auf Hilfe angewiesenen Familienmitglieds, so soll auch die Entscheidung zur Heimaufnahme die Hoffnung erfüllen, zu dessen Wohl zu geschehen, und kann als ein Versuch, mit dem Konflikt umzugehen, interpretiert werden.

In den Fällen, in denen die zu versorgenden Verwandten nicht schwer kognitiv eingeschränkt sind, bestehen die übernommenen **Pflegeaufgaben** aus oft schon über Jahre hin andauernden und zunehmenden, praktischen Unterstützungsleistungen zur noch weitgehend selbständigen Gestaltung des täglichen Lebens in der eigenen Häuslichkeit. Wenn die übernommene Sorge das persönliche Zeitkonto der Tochter schwer belastet, kann sich dies negativ auf die Pflegeübernahmebereitschaft (und damit das Aufrechterhalten der Pflege) auswirken. Dies ist insofern nachvollziehbar, da häusliche Pflege viel Zeit der Hauptpflegeperson als auch des weiteren Versorgungsarrangements in Anspruch nimmt (Schneekloth 2008, S. 80). Dies ist zunächst unabhängig davon, ob die häuslich-familiale Pflege zur vollständigen Übernahme der Aktivitäten des täglichen Lebens erbracht wird oder eine beaufsichtigende Funktion hat. Allein das Gefühl, sich beispielsweise um eine alleinlebende Mutter rund um die Uhr sorgen zu müssen, bedeutet für die befragten Frauen eine subjektive hohe Beanspruchung ihrer zeitlichen Ressourcen und findet zudem dadurch Bestätigung, dass zu jeder Tages- und Nachtzeit spontane Einsätze der Töchter erforderlich sein können. Die beschriebenen Fälle mit schweren kognitiven Einbußen sprechen für einen sehr hohen und ständigen Pflegebedarf, da sie nicht nur Anleitung und Unterstützung in den Aktivitäten des täglichen Lebens (Körperhygiene, Nahrungsaufnahme), sondern kontinuierlich die Beaufsichtigung des demenziell erkrankten Familienmitglieds erfordern. Die Verantwortung kann auch bedeuten, sich mit formellen Pflegepersonen in der eigenen Häuslichkeit zu arrangieren und während eingestreuter Krankenhaus- oder Kurzzeitpflegeaufenthalte die dortige Versorgung zu unterstützen oder gar zu übernehmen. Indem den Müttern, dem Vater oder Ehepartner emotionaler Beistand, Zuspruch durch aufmunternde Worte und Nähe vermittelt wird, zeigt sich indes, dass familiale Pflege weit mehr als das Ausführen körperbezogener, alltäglicher Verrichtungen ist, sondern ein Handeln im Kontext von mindestens zwei nahestehenden Menschen und der Familie darstellt.

Determinanten zum Beenden der häuslich-familialen Pflege

Die objektive Last und subjektiv empfundene Belastung von pflegenden Angehörigen und deren Erscheinungen in Form von körperlichen, psychischen und sozialen Beeinträchtigungen wie sie im ersten Kapitel der Arbeit eingehend betrachtet wurden, werden in der Zeit vor dem Heimeinzug zu Determinanten, die das Ende der häuslich-familialen Pflege herbeiführen können. Die Bedingungen reichen von **Gründen, die in der zu pflegenden Person, in den familialen Pflegepersonen** und **im Pflegekontext** der Familien liegen. Sie finden überdies in der Literatur ihre Bestätigung (Stephan et al. 2013a, S. 210). Die **Impulsgeber zur Entscheidung** zugunsten der Heimaufnahme sowie **Vorannahmen und positive wie negative Erfahrungen** hinsichtlich der Institution Pflegeheim beeinflussen ebenfalls das Ende der häuslich-familialen Pflege.

Die in der eigenen Untersuchung beschriebenen Fälle von akut einsetzenden Ereignissen oder progredienten Erkrankungsverläufen, seien sie körperlich-funktioneller oder psychisch-mentaler bzw. kognitiver Art, sorgen über kurz oder lang für die abnehmende Konstitution des betroffenen Elternteils oder Ehepartners. Die Einbußen in der selbständigen und sicheren Lebensführung sorgen für den Aufwand auf Seiten der pflegenden Angehörigen und sie erhalten durch zahlreiche Untersuchungen zu den Prädiktoren für einen Heimeinzug seitens der alten Menschen ihre Bestätigung (u.a. Schneekloth & von Törne 2007, S. 99; Luppa et al. 2010, S. 34; Stephan et al. 2013a, S. 210f.). Je nachdem wie hoch der resultierende Unterstützungsbedarf ausfällt und wie dieser im Verlauf von den Angehörigen wahrgenommen wird, schlagen sich die Faktoren auf Seiten des Elternteils oder Ehepartners auf die Gründe nieder, warum es für die Töchter und den anderen Ehepartner zusehends schwieriger wird, die Pflegeaufgabe zu erfüllen. Entgegen einem Befund in der Literatur fallen hierbei nächtliche Agitation und herausfordernde Verhaltensweisen bei demenziellen Erkrankungen besonders ins Gewicht (vgl. Meiland et al. 2001, S. 120).

Die häuslich-familiale Betreuung wird insbesondere dann erschwert, wenn eigene Erkrankungen oder Krankheiten in der Familie vorliegen, die pflegende Tochter noch berufstätig ist und sich keine weiteren Verwandten an der Pflege beteiligen. Auch dies sind Bedingungen, die sich in der Literatur wiederfinden (Schäufele et al. 2008, S. 136; Heinemann-Knoch et al. 2008, S. 168f.; Mayer 2006, S. 27; Gröning et al. 2004, S. 94). Lehnt die Hauptpflegeperson Unterstützung durch weitere professionelle Anbieter ab, leistet sie selbst dem Ende der häuslichen Versorgung womöglich Vorschub. Die geäußerte, subjektive hohe Belastung mit psychosomatischen Erschöpfungszeichen bis hin zur körperlichen Überbeanspruchung oder zum vollständigen Kraftverlust der Pflegepersonen verlaufen simultan zu den Zustandsverschlechterungen ihrer Familienmitglieder. Dies zeigt eindrücklich, wie die Bedingungen beider Seiten verschärfend zusammenfallen und wechselseitig die häuslichen Pflegekonstellationen gefährden.

Wieviel der subjektiven Belastungen der Pflegepersonen zum Ende der häuslich-familialen Pflege auf den Umstand des Wartens zurückzuführen sind und damit den Befunden von wartenden, pflegenden Angehörigen in internationalen Studien ähnelt (vgl. Kapitel 2.4), kann aufgrund der Schwierigkeiten im Rahmen der Rekrutierung von geeigneten Studienteilnehmern an dieser Stelle nicht abschließend beantwortet werden. Lediglich in drei Fällen – und in einem der drei eingeschränkt – fand eine Wartezeit im Vorfeld des Heimumzugs statt. Der gesamte Heimübergangsprozess ist eine Herausforderung für die betroffenen Menschen und verdient seine Beachtung (vgl. Kapitel 2.3). Doch stand im Fokus des Forschungsvorhabens, das Erleben in der Wartezeit zu erkunden und es zeigte sich, dass je nach Region und Fall auch hierzulande Wartezeiten existieren. Dadurch legitimiert sich das Forschungsvorhaben nicht nur, sondern auch die Ergebnisse betonen, dass die Erfahrungen während der Heimübergangsphase oder Wartezeit (als Teil des gesamten Prozesses) ähnlich verlaufen und viele der betroffenen Familien erleben beide Zeiten als stark belastend (vgl. Caldwell et al. 2014, S. 422).

Umstände wie architektonische Barrieren im gewohnten Wohnumfeld der Familien oder alleinlebenden Mütter und finanzielle Aspekte treten überdies als limitierende Faktoren auf. Der hohe administrative Aufwand zur Organisation und Finanzierung der häuslichen und später institutionellen Versorgung wird insbesondere während der Übergangsphase zu einer Herausforderung für die Angehörigen. Fehlende Unterstützung und Rückhalt aus dem Familienkreis oder sozialen Umfeld und unzureichende Hilfen des professionellen Versorgungsnetzes destabilisieren die Situation über die Zeit und in prekären Situationen zu Hause.

Es ist nachvollziehbar, dass die genannten Determinanten die Auseinandersetzung mit einer möglichen Heimaufnahme begünstigen und zudem die komplexen Zusammenhänge verdeutlichen, die eine Bewältigung im Rahmen einer bewussten Entscheidung für eine Heimaufnahme erschweren oder gar unmöglich machen (Davies & Nolan 2003, S. 437). So treffen auch die interviewten Personen die Entscheidung weder bewusst noch allein. Die Impulse dazu kommen aus dem Familienkreis oder werden durch medizinische oder professionell-pflegerische Akteure des Versorgungsnetzes an sie herangetragen. Die Bedeutung der Health Professionals im Rahmen der Entscheidungsfindung ist nicht zu unterschätzen (Ryan & Scullion 2000, S. 1191). Wie schwer die Entscheidung und der Schritt zur Heimaufnahme fallen, zeigt sich auch darin, dass deren Bewältigung zum Interviewzeitpunkt insbesondere für die Frauen noch nicht abgeschlossen zu sein scheint, denn der überwiegende Teil der Interviewpartnerinnen weinte, wenn diese Ereignisse angesprochen wurden. So erklärt sich das erleichternde Gefühl der Töchter, wenn sie von ihrem Eindruck berichten, die Mütter nicht zur Heimaufnahme gedrängt, sondern deren Einwilligung erhalten zu haben, und dies kann dabei helfen, die Situation anzunehmen.

Wertende Vorannahmen der Interviewpartner in Bezug auf die Heimunterbringung lassen sich erstens im Falle eines Umzugs in den Aussagen ablesen, das Familienmitglied abzuschieben, und zweitens, ein Heim sei die Endstation des Lebens. Ebenso wie negative und positive Vorerfahrungen mit der Institution Pflegeheim wirken sie auf die Entscheidungsfindung, den Umgang mit dem getroffenen Entschluss und das Erleben des Übergangs einschließlich der ersten Zeit danach. Negative Erfahrungen führen dazu, länger mit der Entscheidung an sich (vgl. auch Caldwell et al. 2014, S. 418) oder mit dem gewählten Heimplatz zu hadern oder die Wohn- und Pflegeeinrichtung noch einmal zu wechseln. Anzuerkennen, die Erkrankungsschwere übersteigt die Ressourcen in der Häuslichkeit, positive Vorerfahrungen sowie ausreichende Kapazitäten zur Wohnplatzsuche erleichtern zum einen den Entschluss und die Wahl einer Pflegeeinrichtung für den Verwandten. Zweitens führen diese Erfahrungen sie auch an die Auseinandersetzung mit der Zukunft des Verwandten sowie mit dem eigenen Alter(n) und Sterben heran.

Kennzeichen der Pflegebeziehung

Die Pflegebeziehungen in der eigenen Untersuchung zeichnen sich durch **ein hohes Maß an gegenseitiger Verbundenheit** und beiderseitigem Einfühlungsvermögen aus. Trotz der physischen Belastung und des erlebten Gefühlsaufruhrs erlauben kongruente Vorstellungen darüber, die Beziehung unter der Pflege zu Hause als auch in der neuen Wohnumgebung zu gestalten, gegenseitige Freude über die gemeinsame Zeit. Der Wunsch nach Nähe wird in allen untersuchten Familien vor dem Hintergrund der Angst, ein Familienmitglied zu verlieren, deutlich. Dennoch spiegeln die betrachteten Pflegebeziehungen oder Pflegedyaden nicht unmittelbar den verstrickten oder losgelösten/isolierten Typ wider (Gröning et al. 2004, S. 46f.). Im Sinne eines Merkmals für den verstrickten Typ kann allenfalls das beiderseitige starke Bedürfnis nach Nähe zwischen Mutter bzw. Vater und Tochter oder den Ehepartnern interpretiert werden. Dennoch werden die Familienstrukturen zu Gunsten der Wahrung der guten Beziehung insoweit aufgelöst, als es zum Heimeinzug kommt. Vor Anspannungen im Zweierverhältnis, vorübergehenden Wünschen nach Distanz und inkongruenten Verhaltensweisen auf beiden Seiten ist keine Pflegebeziehung gefeit. Berichtete Aggressionen und Situationen des Streits müssen an dieser Stelle vorsichtig interpretiert werden. Sie können vielmehr Symptom einer fortgeschrittenen Demenzerkrankung und damit Zeichen der Herausforderung im Umgang mit dieser sein als Ausdruck einer konfliktbeladenen und nicht mehr oder weniger gewollten Beziehung. Auch hat sich gezeigt, dass zeitweiliger Abstand (durch Urlaub oder Berufstätigkeit) die Nähe mit dem hilfsbedürftigen Familienmitglied (wieder) mehr genießen lässt. Double-binds aufgrund des Wunsches nach Nähe bei gleichzeitiger Angst vor zu viel Nähe treten zwar auf und bergen womöglich das Risiko für Konflikte (Gröning et al. 2004, S. 59), diese können aber für die untersuchten Fälle nicht eindeutig bestätigt werden. Kongruente Erwartungen innerhalb der Pflegebeziehung vermögen die Pflege zu erleichtern (Strang et al. 2006, S. 35). Dies ist ein Umstand, der möglicherweise auch für den Entschluss zum Beenden der Pflege gelten kann. Je nach Ausmaß der Verbundenheit und übereinstimmenden bzw. nicht übereinstimmenden Vorstellungen verläuft die Entscheidungsfindung anders und wird unterschiedlich erlebt. Der Literatur folgend ist die wahrgenommene Qualität und Verbindung innerhalb der Pflegebeziehung ein entscheidender Faktor für das Aufrechterhalten der häuslichen Pflege. Besonders Ehe- oder Lebenspartner empfinden eine stärkere moralische Verpflichtung und emotionale Bindung füreinander, was sie länger an der häuslichen Pflege festhalten lässt (Kesselring et al. 2001, S. 272; Lieberman & Fisher 2001, S. 823; Sury et al. 2013, S. 871). Über die zweiseitige Pflegebeziehung hinaus spielen die meist komplexen Zusammenhänge im Familiengefüge eine weitere entscheidende Rolle, wenn es um die Entscheidung für eine Heimunterbringung geht und in der Gestaltung und im Erleben des Übergangs (Lieberman & Fisher 2001, S. 824). Für die eigene Untersuchung kann keine abschließende Aussage dazu getroffen werden, in welchen Beziehungs- oder Familientypen – im verstrickten oder losgelösten/isolierten Typus – der Entschluss zur Heimunterbringung früher oder leichter getroffen wird. Eine leichte Tendenz zeichnet sich insoweit ab, dass in engeren Beziehungen trotz Anraten durch Dritte länger an der Pflege zu Hause festgehalten wird. Besonders schwer fällt es der interviewten Ehefrau, in Teilen dem interviewten Ehemann und zwei der vier Töchter, den Heimübergang zu akzeptieren. Wohingegen in einem Fall, die häusliche Pflege von der Tochter relativ schnell in Frage gestellt wird und sie den Heimeinzug entgegen den Abwehrversuchen der Mutter von vornherein als Erleichterung für sich selbst als auch in Bezug auf die Beziehung zur Mutter verbucht. In diesem Punkt weist das zuletzt beschriebene Pflegeverhältnis überdies Ähnlichkeiten zum losgelösten Typ nach Gröning et al. (2004, S. 46f.) auf.

Das Phänomen, dass bei Hilfe- oder Pflegebedürftigkeit die alten Eltern zu Kindern und die (erwachsenen) Kinder zu deren Eltern werden, wenn sie denn die Verantwortung für diese übernehmen, zeigen die hier beschriebenen Pflegebeziehungen und erfordern eine Neugestaltung der intergenerationellen Beziehung zwischen Mutter bzw. Vater und Tochter (Gröning et al. 2005, S. 45). Dabei ist nicht zu vergessen, dass die Frauen neben der neuen Rolle als pflegende Tochter weiterhin die Rolle als Kind der Eltern besetzen und diese Kind-Rolle immer auch in der Pflegebeziehung immanent bleibt. Die **veränderten Rollen** sprechen für Kollusionen zwischen dem schwachen, hilfebedürftigen Elternteil und der starken, helfenden Tochter (Gröning et al. 2004, S. 58). Die damit verbundenen Schwierigkeiten auf Seiten der Töchter beinhalten zum einen, dass sie als aktiver, sorgender Part in der Beziehung für die nun passiven, zu versorgenden Elternteile Entscheidungen treffen müssen und zum anderen, dass trotz aller Fürsorge ihre Hoffnungen unerfüllt bleiben, wenn sie darin bestanden, der alternden Mutter oder dem Vater ein Leben im eigenen Zuhause zu ermöglichen. Analog dazu lassen sich auch innerhalb einer Generation Rollenveränderungen und Kollusionen zwischen zwei ehemals aktiven Partnern ausmachen, wenn der gesunde Ehepartner die Sorge um den kranken Partner übernimmt.

Gefühlswelt der Pflegenden

Die Gefühle der interviewten Personen reichen von als negativ und positiv zu deklarierenden Emotionen, über erlebte Ambivalenz bis hin zu ersten Gefühlen des Annehmens der einschneidenden Veränderung.[20] Die berichteten Emotionen finden sich auch in dem Spektrum der Gefühle von pflegenden Angehörigen vor einem Heimeinzug eines Verwandten in anderen Untersuchungen wieder (Dellasega & Nolan 1997, S. 445-448; Kellett 1999, S. 1476; Ryan & Scullion 2000, S. 1192; Davies & Nolan 2003, S. 440; Park et al. 2004, S. 350; Sury et al. 2013, S. 870f.).

Auffällig sind die in überwiegender Zahl berichteten **negativen Anforderungen an die Gefühlswelt** der pflegenden Töchter: sich sorgen, nicht wahrhaben wollen, Über-forderung, Hilflosigkeit, allein sein, weinen, Ekel, verletzt sein, Verzweiflung, Ärger bis hin zu Wut und Hass, Angst, Zweifel, Schuldgefühle, ein schlechtes Gewissen und die Auseinandersetzung mit dem Sterben. Diese Gefühle werden begleitet von der Unsicherheit darüber, ob die zu treffende Entscheidung die richtige ist, ob die eigenen Gefühle und Gedanken gegenüber der Entscheidung angemessen sind und wie es ihnen selbst und ihrem Verwandten nach diesem Schritt ergehen wird. Mit den genannten herausfordernden Gefühlen werden nicht nur die Pflege zu Hause während der Entscheidung zur Heimunterbringung und des Umzugs in Verbindung gebracht, sondern die Angehörigen bringen sie auch in Bezug auf das Abgeben des Anmeldeformulars, das Warten und die Auflösung des früheren Haushalts der neuen Heimbewohnerin bzw. des Heimbewohners zur Sprache. Hinter der Verantwortungsübernahme steht die Gefahr, dass die eigene Gefühlsverarbeitung der familialen Pflegepersonen verarmt, ihr emotionales Gleichgewicht ins Wanken gerät und Ängste sowie Aggressionen auftreten können (Gröning et al. 2004, S. 56). Auch in den untersuchten Fällen lassen sich Ängste und Anzeichen von Aggression finden und dass sie noch weitgehend unbearbeitet blieben, zeigt sich unter anderem in den geäußerten Schuldgefühlen und Zweifeln. Auch an dieser Stelle muss wieder darauf hingewiesen werden,

---

[20] Das dargestellte zweiseitige Gefühlserleben der Interviewpartner ist mit Vorsicht zu betrachten, denn die als *negativ* oder *positiv* gedeuteten Emotionen bleiben individuell unterschiedlich erlebbar und können in der jeweils eigenen Bewältigung unterschiedliche Stellenwerte für die Betroffenen einnehmen. Diese zweiseitige Darstellung wurde dennoch gewählt und beibehalten, um einerseits die ungleiche Verteilung im Gefühlsspektrum zwischen dem negativen und positiven Pol und andererseits die daraus resultierende Ambivalenz zu verdeutlichen.

dass Aggressionen in den Familien mit einer schweren Demenzerkrankung von dieser Interpretation ausgenommen werden sollten. Das Belastungsempfinden sowie die gefühlten Unsicherheiten und Zweifel mit dem Entschluss werden nicht unmittelbar mit dem Heimeinzug geringer (Dellasega & Nolan 1997, S. 445; Davies & Nolan 2003, S. 437). Ein Fakt, den die eigene Untersuchung ebenfalls zeigt, denn zum Interviewzeitpunkt fanden die Umzüge in allen Familien bereits statt. Eine besondere Schwierigkeit zeigt sich des Weiteren in dem Wechselspiel aus Hilflosigkeit und Dominanz bzw. Macht (Gröning et al. 2004, S. 60). Die Hilflosigkeit der alten Mutter, des Vaters oder Ehepartners steht der Hilflosigkeit der Tochter oder des anderen Ehepartners angesichts des nicht aufzuhaltenden Abbaus der zu Versorgenden gegenüber. Indem die Pflegeverantwortung von der Tochter oder dem Ehepartner angenommen wird, sie oder er sich also zur Hilfe verpflichtet, ist die auf Hilfe angewiesene Person zunächst in einer Vormachtstellung und damit die dominante Person. Mit dem Heimeinzug verweigern die familialen Hauptpflegepersonen weitere Hilfeleistungen, was als Zurückgewinnen ihrer Dominanz interpretiert werden kann. Dieses steht aber wiederum in Konflikt mit der versprochenen Fürsorge um die Mutter, den Vater oder Ehepartner.

Den als negativ zu deutenden Phänomenen stehen drei als **positiv zu bewertende Aspekte im Gefühlserleben** der pflegenden Angehörigen gegenüber. Erstens die Hoffnung auf eine Besserung des Wohlbefindens des zu versorgenden Verwandten und der eigenen Verfassung. Zweitens die Aussicht auf Entlastung, wenn die nicht mehr aufrechtzuerhaltende Situation zu Hause und die Zeit bis zum Heimeinzug Vergangenheit sind. Diese entsprechen auch den in der Literatur zum Forschungsstand identifizierten Gefühlsäußerungen (Dellasega & Nolan 1997, S. 445; Kellett 1999, S. 1476; Ryan & Scullion 2000, S. 1192; Davies & Nolan 2003, S. 437). Den Schritt zur Heimunterbringung als Wiedergewinn der eigenen Lebensqualität zu verbuchen, ist ein weiteres Zeichen für ein positiv zu deutendes Phänomen in der Gefühlswelt der Angehörigen (Sury et al. 2013, S. 870). Damit konnten die geführten Gespräche der eigenen Untersuchung zu den in der Literatur beschriebenen keine weiteren positiv zu erfahrenden Emotionen pflegender Angehörige vor dem Heimeinzug eines Verwandten liefern. Es wäre beispielsweise an den Zugewinn von Lebenssinn durch die Pflegeübernahme (Noonan et al. 1999, S. 17) oder das Persönlichkeitswachstum nach Überwinden der Belastung zu denken (Leipold et al. 2006, S. 228; Lubitz 2010, S. 40) und sollen für das Erleben der interviewten Angehörigen nicht ausgeschlossen werden. Die interviewten Personen berichten davon, dass sich der gegangene Schritt im Nachhinein als richtig und damit positiv anfühlt, da sie sich nun entspannen können und ihr Familienmitglied gut versorgt wissen. An dieser Stelle soll angemerkt werden, dass diese retrospektive Betrachtung ihre Entlastung womöglich überschätzt (und vielleicht zur Kompensation von Schuldgefühlen und Gewissensbissen dient) und durch die Zufriedenheit mit der neu gewählten Versorgung verstärkt wird. Wäre letzteres nicht der Fall, ist anzunehmen, dass sie sich weniger entlastet fühlen würden und sie ihre Entscheidung sich selbst und Dritten gegenüber schwerer begründen könnten.

Allein die beiden Pole der negativen und positiven Emotionen stehen für das ständige Erleben von **Ambivalenz** in der Gefühlswelt der Angehörigen und finden ebenfalls in der Literatur ihre Bestätigung (Dellasega & Nolan 1997, S. 445-448; Sury et al. 2013, S. 870f.). Das Ringen mit der Entscheidung steht der erhofften Entlastung gegenüber (vgl. hierzu auch Strang et al. 2006, S. 35f.). Ambivalenz zeigt sich auch in dem schwankenden Verlauf der Hilfebedürftigkeit des älteren oder erkrankten Verwandten, der abwechselnd Freude und Traurigkeit erleben lässt, ebenso im empfundenen Ärger einem Menschen gegenüber, dem man sich doch zur Zuneigung verpflichtet sieht. Wenn professionelle Unterstützungsangebote an ihre Grenzen kommen, weckt dies zwiespältige Gefühle zwischen Ärger resp. Enttäuschung und Verständnis dafür. Das zunächst ungewollte Ende der häuslichen Pflegebeziehung löst dann doch Freude im Sinne von Erleichterung aus und ist ebenfalls ein Zeichen für ambivalentes Empfinden.

Das **Annehmen der Veränderung** beginnt mit der gefallenen Entscheidung und verläuft über den gesamten Heimübergangsprozess (Davies & Nolan 2004, S. 520). Der Schwierigkeit, das Ende der familial-häuslichen Pflege anzuerkennen, wird mit dem Versuch begegnet, unter Beachtung der eigenen Bedürfnisse Autonomie über das eigene Leben zu wahren oder wiederherzustellen. Dabei wirkt es erleichternd, wenn wie oben beschrieben die künftigen Heimbewohnerinnen dem Umzug zustimmen. Doch auch dann bleiben Zweifel daran, zu Gunsten der eigenen Lebensvorstellung oder der Fürsorge sich selbst gegenüber, die Pflegeverantwortung abgegeben zu haben. Insofern ist nicht davon zu sprechen, dass der gegangene Schritt in der Gefühlswelt der betroffenen pflegenden Angehörigen abschließend akzeptiert ist, sondern sie fügen sich vielmehr Stück für Stück in die Situation.

Alleinstellungsmerkmale der Pflegenden

In den Familiengefügen, in denen ein hilfe- oder pflegebedürftiger Verwandter zu versorgen ist, steht die Pflegeperson auffallend alleine da. Empirisch belegt ist, dass es in den meisten Fällen eine Hauptpflegeperson gibt und in erster Linie ist sie die **Tochter**, Schwiegertochter **oder Ehefrau** des zu versorgenden Menschen (Schneekloth 2008, S. 79). Auch in den hier untersuchten Familien sind es vier

Töchter und eine Ehefrau, die für die Sorge um den Elternteil bzw. Ehepartner aufkommen. Neben der Rolle als pflegende Tochter resultieren aus der Ehefrau- oder Mutter-Rolle zusätzlich zu bewältigende Rollenanforderungen an die Töchter. Zum Vorschein tritt dies deutlich bei gleichzeitiger Erkrankung eines Ehemanns. Ansonsten sind Rollenanforderungen als Ehefrauen oder Mutter in den geführten Gesprächen kaum Thema, was damit begründet werden kann, dass die eigenen Kinder (also die Enkelgeneration) adoleszent oder bereits selbst erwachsen sind. Herausforderungen aufgrund Anforderungen als Ehefrau oder Mutter sind aber nicht auszuschließen, kamen sie in den Interviews vielleicht bloß nicht zur Sprache. Neben geschlechtsbezogenen Erwartungen erfährt sich die interviewte pflegende Ehefrau von generationenspezifischen Bildern bewertet. Allein die eheliche Verbindung verpflichtet zur aufopfernden Sorge um den erkrankten Partner.

Geschwister oder andere Verwandte aus der **Herkunftsfamilie** (als auch aus der Gründungsfamilie der Töchter) sind an der Versorgung **kaum bis gar nicht beteiligt** und in den Augen der pflegenden Töchter sorgen sie in keinem Fall für eine bedeutsame Unterstützung. Auch in den beiden Fällen der pflegenden Ehepartner spielen weitere Verwandte aus den Herkunftsfamilien als Unterstützung der direkten Pflege und Betreuung keine große Rolle.

Die **Ehemänner** (der pflegenden Töchter) **distanzieren sich** ebenfalls von der direkten Pflegetätigkeit (Gröning et al. 2004, S. 94), was von den interviewten Töchtern in der eigenen Untersuchung überwiegend hingenommen wird. Neben der Pflegebeziehung kann das gesamte Familiensystem emotional aufgeladen sein, wenn Rollenkonflikte auftreten (Gröning et al. 2004, S. 94). So können auch in den untersuchten Fällen beispielsweise zu Beginn der familialen Pflege Konflikte mit den Geschwistern aufgetreten sein, da diese sich der Pflegeverantwortung entzogen. Ebenfalls deuten sich im Verlauf der Pflegezeit Schwierigkeiten mit den Ehemännern an, die dem Beenden der häuslich-familialen Sorgearbeit zudem weitaus zustimmender gegenüberstehen als ihre Ehefrauen und somit einer Integration der zu pflegenden Schwiegermutter entgegenwirken (Gröning et al. 2004, S. 94f.).

Das weibliche Geschlecht, fehlende Unterstützung aus der Herkunftsfamilie und die Distanziertheit der Ehemänner sorgen zum einen für die Alleinstellung in Bezug auf die Pflegeverantwortung und zum zweiten für eine **Spaltung** zwischen pflegender Tochter und den restlichen Mitgliedern sowohl aus der Herkunfts- als auch Gründungsfamilie (Gröning et al. 2004, S. 60f.). Die Pflege allein zu bewältigen und gleichzeitig den übrigen Rollenanforderungen gerecht zu werden, deutet auf die **Anfänge einer Totalisierung** der pflegenden Töchter hin. Doch unabhängig davon, ob die Hauptpflegeperson eine Tochter oder ein Ehemann ist, durch die Pflege spaltet sich ihr Lebensradius von dem der übrigen Familienmitglieder ab und verengt sich zusehends. Mit zunehmenden Pflegebedarf und verbrachter Pflegedauer totalisiert sich unweigerlich die Lebenswelt von pflegenden Angehörigen (Gröning et al. 2004, S. 95). Die interviewten Frauen verharren durch ihre **selbstüberfordernden oder selbstaufopfernden Verhaltensweisen** scheinbar bereitwillig in der Alleinstellung – zumindest bis zum Entschluss für den Heimübergang der Mütter. Die Aussagen des befragten Ehemanns können vorsichtig dahingehend interpretiert werden, dass er früher beginnt, sich auf eine Heimunterbringung einzustellen, nämlich als das Leben seiner Frau durch formelle Pflegepersonen seinen privaten Raum angreift. Damit scheint er den Schritt, sich von der häuslichen Pflegeaufgabe zu trennen, weniger emotional zu gehen, was wiederum dem allgemeinen Bild entsprechen würde, dass Männer rationaler sind und (fremden Personen) weniger offen über ihre Gefühle reden.

Entlastung und Unterstützung der häuslich-familialen Pflege

Gemäß den Belastungen und Herausforderungen existieren in jedem der hier untersuchten häuslichen Pflegearrangements, in deren Zentren die zu pflegende Person und die pflegende Person stehen, verschiedene unterstützende Faktoren und Strategien. Zu den **individuellen Ressourcen** zählen für die sorgenden Angehörigen in der eigenen Untersuchung insbesondere sich Zeit, für sich und seine Hobbys zu nehmen, der eigene Glaube, Humor, Verbundenheit mit dem Leben auf der Welt und ihren Geschöpfen sowie das Gefühl zu empfinden, nicht alleine zu sein. Diese werden neben anderen individuellen Bewältigungsstrategien auch in der Literatur benannt (Kurz & Wilz 2011, S. 336; Strang et al. 2006, S. 38). Eine als gut empfundene Beziehung vermag in der Zeit vor einem Heimeinzug eines Verwandten ebenfalls entlastend wirken (Meiland et al. 2001, S. 118) und lässt sich wie oben bereits beschrieben auch für die untersuchten Fälle bestätigen. Berufstätig zu sein kann nicht nur Stressor sein, sondern auch dafür sorgen, ab und an Abstand von der Pflegeaufgabe zu gewinnen, wenn in dieser Zeit das hilfebedürftige Familienmitglied nicht unversorgt ist. Sich selbst Wissen über Erkrankungen und Krankheitsverläufe anzueignen oder Informationen über den Markt ambulanter, (teil-)stationärer Versorgungsstrukturen einzuholen sind weitere individuelle Fähigkeiten der Pflegepersonen im Umgang mit dem erkrankten Verwandten und in der Auseinandersetzung mit dessen Versorgung und der eigenen Zukunft. Ebenfalls darauf ausgerichtet wird sich selbst Mut zugesprochen, auch wenn es angesichts der teilweise beschriebenen Dramatik zu Hause und Alternativlosigkeit ab einem gewissen Punkt vielleicht eher danach erscheint, sich

das Gute im Schlimmen (dem noch nicht akzeptierten Heimübergang) einzure-
den.

Andere weibliche Familienmitglieder vertreten die direkte Beaufsichtigung
des älteren oder kranken Verwandten, wenn die Hauptpflegepersonen verhindert
sind. Die **eigene Familie** ist für alle befragten Personen eine wichtige Ressource.
Die Familie steht ihnen zum Austausch, zum Trost oder bei pflege-indirekten Aufgaben zur Seite. Die hier beobachteten Pflegebeziehungen treten – bis auf den
Fall, in dem Ehefrau und Tochter sich die Pflegeverantwortung für den Ehemann
bzw. Vater teilen – im Dual auf. Auch in den anderen Familien könnten weitere
Familienmitglieder involviert werden, wenn diese sich dafür bereit erklären und
auf der anderen Seite die einzelne Hauptpflegeperson bereit ist, die Pflegeaufgabe
zu teilen. Eine funktionierende Kommunikation in Familien hat einen hohen Stel-
lenwert in der Bewältigung eines anstehenden Heimeinzugs eines Verwandten
(Strang et al. 2006, S. 38; Gill & Morgan 2012, S. 726). Alle pflegenden Angehörigen betonen die Kommunikationsfähigkeit und deren Bedeutung in ihren Familien, auch wenn anzumerken ist, dass diese fast die einzige kontinuierliche Unterstützung der Pflege zu Hause von familialer Seite aus darstellt. An dieser Stelle ist
an die meist komplexen Zusammenhänge im Familiengefüge zu erinnern, die
maßgeblich darüber entscheiden, wie und von wem die Entscheidung für eine
Heimunterbringung getroffen wird und wie der Übergang erlebt und verarbeitet
wird (Lieberman & Fisher 2001, S. 824).

Professionelle wie soziale Unterstützungsformen sind ebenfalls von hoher
Wichtigkeit für häusliche Pflegekonstellationen während des Heimübergangs
(Dellasega & Nolan 1997, S. 448; Meiland et al. 2001, S. 117; Strang et al. 2006, S.
38; Sury et al. 2013, S. 871). **Außerfamiliäre Ressourcen** sind Nachbarn, die
praktisch die Sorge um den zu versorgenden oder zu beaufsichtigenden Menschen unterstützen, und Arbeitskolleginnen, die im Sinne von Leidensgenossin-
nen zu geeigneten Ansprechpersonen werden. Eine Selbsthilfegruppe zu besuchen, bringt die pflegenden Angehörigen ebenfalls mit Gleichgesinnten zusammen. Betroffene Familien wünschen sich von der Entscheidung per se bis hin zum
Einzugstag professionelle Unterstützung, die nicht nur als Informationsträger
fungiert, sondern auch emotionalen Beistand leistet (Dellasega & Nolan 1997, S.
448). Für sie geht es darum, unter ihren Bedenken und möglichen Ängsten ein
geeignetes Wohn- und Versorgungsumfeld auf dem Markt der stationären Altenhilfe zu finden und nach der Auswahl administrative und die Finanzierung betreffende Fragen zu klären. In der eigenen Untersuchung erwiesen sich allen voran
der **Hausarzt** als Vertreter des medizinischen Versorgungsnetzes und **Pflegekräfte** aus ambulanten Pflegediensten und (teil-) stationären Pflegeeinrichtun-

gen als wertvolle Ansprechpartner und Begleiter in der Zeit vor der endgültigen Heimaufnahme oder Unterbringung in einer Wohngemeinschaft für Menschen mit Demenz. Ihre Unterstützung liegt weniger in der mentalen Bearbeitung der Übergangsphase, sondern stärker in der administrativen Steuerung und Hilfestellung zum Heim-übergang. Dadurch treten die Vertreter des formellen Netzes eher punktuell als kontinuierlich auf. Hier ist des Weiteren an die Einflussnahme zu Gunsten eines Heimeinzugs zu denken, die von den medizinischen und pflegerischen Akteuren ausgehen kann (Ryan & Scullion 2000, S. 1191) und sich ebenfalls in den Entscheidungsfindungs-prozessen in den betrachteten Situationen widerspiegelt. Auf der anderen Seite obliegt es, eben solchen Instanzen zu erkennen, wann ein familial-häusliches Pflegearrangement ausgereizt und der Zeitpunkt gekommen ist, an dem der Übergang in eine stationäre Wohnform weniger belastend verläuft und sich die Chancen dafür erhöhen, dass der Umzug zum Wohl der Familie beiträgt.

Die Tatsache, die Einrichtung und das dort beschäftigte Personal aufgrund von **Ortsverbundenheit** bereits zu kennen, erwies sich ebenfalls als positiver Aspekt in der Auseinandersetzung mit dem Heimeinzug und findet überdies in der Literatur Bestätigung (Ryan & McKenna 2013, S. 245f.).

In Anbetracht des Erreichens und Überschreitens der persönlichen Belastungsgrenze und des ungünstigen Begleitumstands, dass im Familienkreis keine weitere Unterstützung zu finden ist oder außerfamiliäre Kontakte kompensierend auftreten, wird der Appell in Form des geäußerten Wunsches nach einer stärkeren professionellen, auch psychologischen, Begleitung in der Bewältigung des Heim-übergangs überaus verständlich. Diesen Apell aufgreifend widmet sich das anschließende Kapitel verschiedenen Überlegungen, wie die Zeit ab Anmeldung für einen Wohnplatz bis hin zum Tag des Heimeinzugs positiv für die Entwicklung der Angehörigen gestaltet werden kann.

7 Wie die Zeit vor einem Heimeinzug gelingen kann

Bis hierhin ist die vorliegende Forschungsarbeit den eingangs formulierten Fragen nachgegangen. Es waren die Fragen nach dem Empfinden von Angehörigen in der Zeit, die mit der getroffenen Entscheidung zur Heimaufnahme mit Wahl eines Wohnplatzes beginnt und bis zum Heimeinzug des Familienmitglieds andauert und nach ihren dabei auftretenden, größtenteils belastenden Emotionen und ihren Ressourcen zur Bewältigung von diesen. Die Untersuchung dieser Fragen in den vorstehenden Kapiteln wirft eine weitere Frage auf: Wie kann die Entwicklung der Angehörigen während der Zeit bis zum eigentlichen Heimübergang positiv begleitet werden? Dazu wird zunächst der Prozess des Heimübergangs aus rechtlich normierter und institutioneller Ebene in den Blick genommen. Daraufhin werden zu den eigenen Ergebnissen Befunde aus Untersuchungen zum Wohlbefinden der Angehörigen nach Heimeinzug eines Verwandten herangezogen sowie Bedingungen und Maßnahmen zum Gelingen des Heimübergangs für die Angehörigen betrachtet. Das Kapitel findet seinen Abschluss in einer daraus abgeleiteten eigenen Idee zur Unterstützung von betroffenen Familien in dieser Lebensphase.

In den Qualitätsprüfungs-Richtlinien, die Grundlage für die externe Qualitätssicherung in stationären Pflegeeinrichtungen durch den Medizinischen Dienst der Krankenkassen (MDK) sind, prüft ein Kriterium, ob die Eingewöhnung neuer Bewohner in die Pflegeeinrichtung systematisch begleitet wird (§ 112 und § 114 SGB XI). Erläuternd werden beispielhafte Hilfestellungen zur Eingewöhnung (Bezugspersonen, unterstützende Orientierungsmaßnahmen, Integrationsgespräch nach vier bis sechs Wochen) genannt und nach einer systematischen Auswertung der Eingewöhnungsphase gefragt (MDS & GKV-S 2014, S. 93f.). Diesen Vorgaben folgend ist es gängige Praxis, dass stationäre Alten- und Pflegeeinrichtungen sogenannte **Heimeinzugskonzepte** als Instrumente zur Steuerung des Einzugsprozesses und Sicherung der Versorgungsqualität vorhalten. Innerhalb dieser Regularien werden die einzelnen Schritte des neuen Bewohners festgelegt und die entsprechenden personellen Zuständigkeiten (Pflege, soziale Betreuung, Küche, Hauswirtschaft, Verwaltung) vorgeschrieben. Meist dienen spezielle Checklisten zur Koordination und Dokumentation dieses Prozesses, der für die Einrichtung bereits mit dem Erstgespräch mit den Kunden (vor Anmeldung des Heimplatzes) beginnt und mit der Evaluation des Integrationsgesprächs erst Wochen nach dem Tag des Heimeinzugs endet. Ziel des ersten Kontakts mit Heiminteressenten bspw. im Rahmen eines Erstgesprächs ist die erfolgreiche Bindung der neuen Kunden an die Einrichtung. Daraufhin ist die Integration des neuen Bewohners in den Alltag der Einrichtung unter Berücksichtigung seiner individuellen Bedürfnisse aufgrund seiner Pflegesituation und Ressourcen Ziel jedes Heimeinzugskonzeptes. Dabei sind aber nicht nur die neue Bewohnerin bzw. der neue Bewohner, sondern auch ihre/seine Angehörigen Adressaten der begleitenden Maßnahmen. Hierzu zählen nach dem Kennenlernen zur Übernahme von Grund- und Behandlungspflege des pflegebedürftigen Bewohners und Gestaltung seiner psychosozialen Betreuung auch administrative Hilfestellungen sozialrechtlicher und finanzieller Vorgänge, Information über die Institution und zur praktizierten Pflege und Betreuung, Förderung der sozialen Kontakte zu Mitbewohnern und anderen Angehörigen sowie Zeit für Gespräche.

Die in der Arbeit beschriebenen Belastungen beziehen sich auf die Zeit vor dem Heimeinzug, währenddessen die Maßnahmen im Rahmen von Heimeinzugskonzepten erst nach erfolgter Anmeldung mit Zusage eines Wohnplatzes greifen. Daher muss diesen weniger Bedeutung beigemessen werden, wenn es darum geht, die Belastungen während der Latenzzeit zwischen Anmeldung und Umzug zu mildern. Nichtsdestotrotz ist ihre Relevanz unumstritten, da bekannt ist, dass der Stress und die Belastungen für alle Betroffenen nicht simultan zum Umzug und in den ersten Wochen danach enden. Mit Blick auf die Wartezeit ist Heimeinzugskonzepten des Weiteren insofern Potenzial zuzusprechen, wenn der Einzug zum nächstmöglichen Termin fest vereinbart ist und die Zeit mit dem Warten auf das Freiwerden des Platzes bereits für die Ablösung aus der alten Situation und für die Eingewöhnung betreffende Maßnahmen genutzt wird. Beispielhaft ist dabei an Einladungen zu Festen in der Einrichtung oder Angehörigentreffen, Beratung zu finanziellen Angelegenheiten zur Sicherstellung der neuen Versorgungssituation und zur Unterstützung der zu überbrückenden Pflegesituation zu Hause oder Vorbereitung des Umzugstags für die Familie zu denken.

Wie innerhalb der Darstellung anderer Forschungsbefunde gezeigt und durch die eigene Untersuchung bestätigt, erhoffen sich Angehörige mit dem Umzug des pflegebedürftigen Familienmitglieds Entlastung für ihre eigene Situation und gleichsam für ihren Verwandten, da sie ihn in einer sicheren Umgebung versorgt wissen. Doch diese **Hoffnung erfüllt sich nicht** für alle betroffenen Familien (Lieberman & Fisher 2001, S. 820; Gaugler et al. 2009, S. 10; Stephan et al. 2013a, S. 210f.; Sury et al. 2013, S. 871). Dies ist ein Fakt, auf den betroffene Angehörige in der Zeit von der Entscheidungsfindung bis zum Heimumzug bspw. von den in Frage kommenden Institutionen hingewiesen werden sollten. In einer Längsschnittuntersuchung von zwei Jahren gingen die Autoren Lieberman & Fisher (2001, S. 820) der Frage nach, ob sich die Gesundheit und das Wohlbefinden von Angehörigen nach der Heimübersiedlung ihrer an Demenz erkrankten Verwandten über die Zeit verbesserten. Sie vermuteten, dass sich drei Gruppen von Faktoren (demografische Charakteristik der Pflegeperson und zu pflegender Person, Schwere der funktionellen Einschränkung der dementen Person, Merkmale des familiären Pflegearrangements einschließlich Ausmaß von Stress und Belastung der Angehörigen) auf die Endpunkte auswirken. Doch im Ergebnis zeigte keine der unabhängigen Variablen einen statistischen Zusammenhang mit den Endpunkten Gesundheit und Wohlbefinden der Angehörigen. So schlussfolgern die Forscher, dass Veränderungen in der Gesundheit und dem Wohlbefinden von Angehörigen nach einem Heimumzug eines pflegebedürftigen Verwandten von ihren Beziehungen und familiären Prozessen zu Zeiten der häuslichen Pflege abhängen. Ein weiteres Ergebnis ist, dass einzelne Familienmitglieder auch nach der Heimübersiedlung – analog zur Situation unter der häuslichen Pflege – unterschiedlich empfinden. Insbesondere für Ehepartner und weibliche Verwandte tritt nur selten die erwünschte Entlastung ein (Lieberman & Fisher 2001, S. 825; Sury et al. 2013, S. 871). Dieser Befund lässt die Schlussfolgerung zu, dass je enger die emotionale Verbindung zwischen Pflegeperson und zu pflegender Person wahrgenommen wird, desto höher ist das Belastungsempfinden während der Versorgung zu Hause und desto unwahrscheinlicher kann es sein, dass der Heimumzug Linderung bringt.

Diesen Erkenntnissen stehen die Ergebnisse gegenüber, wie **Heimübergänge für betroffene Familien gelungen gestaltet** werden können. Die systematische Übersichtsarbeit von Sury et al. (2013) führt die aus den untersuchten Belastungen resultierende Unterstützungsbedarfe und die Evidenz ausgewählter Interventionen, diesen zu begegnen, zusammen.[21] Zum Gelingen des Heimübergangs für die Angehörigen identifizieren die Forscher die folgenden Bedingungen: Unterstützung und Rat bei der Entscheidungsfindung durch Akteure des medizinischen und professionell-pflegerischen Versorgungssystem, Familienmitglieder und Freunde; telefonische, psychosoziale Nachbetreuung der Angehörigen; Integration in die Institution und Einbezug als Partner in die pflegerische Versorgung des neuen Heimbewohners; Erleben, dass der Verwandte in der Institution eine geeignetere Versorgung als zu Hause bekommt und ein guter Ruf der Einrichtung. Zu den negativen Bedingungen zählen unzureichende Informationen und Unterstützung bei der Wahl einer geeigneten Einrichtung, schlechte Erreichbarkeit der Einrichtung für die Verwandten, Unzufriedenheit mit der Qualität der formellen Versorgung, unzureichend empfundene Kommunikation mit den Mit-

---

[21] Aufgrund von Aktualität und methodischer Güte wird an dieser Stelle allein das Review von Sury et al. (2013) herangezogen. Ergänzend ist auf die Ergebnisse des dritten Themenschwerpunkts der Literaturrecherche in Kapitel 2.2 der vorliegenden Arbeit hinzuweisen.

arbeitern der Einrichtung und Bevormundung durch diese, unbewältigte Gefühle oder Gedanken bezüglich der Heimunterbringung sowie ungelöste Familienstreitigkeiten (Sury et al. 2013, S. 874). Es zeigte sich, dass viele der positiven als auch negativen Faktoren ebenfalls von den Interviewpartnern der eigenen Untersuchung sowohl als unterstützende als auch erschwerende Bedingungen benannt worden sind. Dabei lassen sie den Appell nach einer intensiveren Begleitung während der Heimübergangsphase eines nahen Verwandten verlauten. Dabei ging es ihnen einmal darum, einen koordinierenden Mentor durch die Bürokratie und Administration vor einer Heimaufnahme zur Seite zu haben und zweitens psychologisch in dieser von Veränderung und Unsicherheit geprägten Zeit betreut zu werden. Beide Forderungen sind wiederum in der Literatur bekannt (Dellasega & Nolan 1997, S. 448; Lieberman & Fisher 2001, S. 824; Sury et al. 2013, S. 871).

Dieser Appell führt zu der Überlegung, dass beide Forderungen den Auftrag stationärer Alten- und Pflegeeinrichtungen in gewissem Maß übersteigen und so stellt sich die Frage, wer dieser Aufgabe adäquat nachkommen kann? Ein Vorschlag sind „**Transitionsbegleiter**".[22]

Nach Ume & Evans (2011, S. 288) definiert die Pflegewissenschaftlerin Afaf Ibrahim Meleis[23] „transition" als Übergang von einem früheren Zustand hin zu einem neuen Zustand, welcher durch ein Ereignis getriggert wird. Diese für die Pflegewissenschaften geprägte Bedeutung von Transition erklärt den in dieser Arbeit gewählten Begriff der Transitionsbegleiter. Die bis zum Heimeinzug häuslich-pflegenden Angehörigen werden in ihren neuen sozialen Rollen zu Angehörigen eines Heimbewohners. Dieser Passagenwechsel im Leben der Betroffenen beginnt (spätestens) mit der Entscheidung zur Heimaufnahme und überdauert den Tag des Umzugs. Die Ergebnisse der in dieser Arbeit untersuchten Fälle sowie die weiteren dargestellten Befunde erklären, dass es **zum Gelingen des Rollenwechsels spezieller Unterstützung bedarf.**

Die Einsatzdauer der Transitionsbegleiter zieht sich dementsprechend von der Entscheidungsfindung zur Heimunterbringung, über den Tag des Heimeinzugs bis in die ersten Wochen nach diesem. Gemäß dieser Chronologie lässt sich ihr Aufgabenspektrum wie folgt beschreiben und begründen:

---

[22] Folgende Arbeiten führen zum hier benutzten Begriff des Transitionsbegleiters ähnliche Terminologien auf: McAuley et al. 1997, S. 251; Seidl & Labenbacher 2007, S. 226; Bubolz-Lutz & Kricheldorff 2009, S. 15f.; Gaugler et al. 2010, S. 12; Ume & Evans 2011, S. 288ff.; Sury et al. 2013, S. 871 und Gibbons et al. 2014, S.432-434. In der Forschungsarbeit von Geister (2004, S. 230) wird der Begriff Transitionsbegleiter gleichfalls benutzt und als Wortneuschöpfung der Autorin bezeichnet.
[23] Vgl. Meleis' 2010 erschienene Monographie „Transitions theory – middle-range and situation-specific theories in nursing research and practice", Springer Verlag, New York.

- **Unterstützung und Rat bei der Entscheidungsfindung für oder gegen einen Heimeinzug zum gegenwärtigen Zeitpunkt.** Die Gründe, warum sich Familien zur Heimaufnahme eines Verwandten entscheiden, sind vielfältig, komplex und liegen in den wenigsten Fällen offensichtlich. Dann sind sie von professioneller Seite aus zu ergründen und behutsam zu Tage zu bringen. Die Belastungen der (Haupt-) Pflegepersonen sind nicht für sie einzeln, sondern als Resultat des jeweiligen dahinterstehenden komplexen Familiengefüges zu betrachten (Lieberman & Fisher 2001, S. 825). Zudem begründen die Belastungen zusammen mit der Schwere der Pflegebedürftigkeit nicht hauptsächlich das Ende der häuslichen Pflege, sondern sind wiederum als Ergebnis komplexer und biographischer Zusammenhänge zu verstehen. Somit ist Vorsicht geboten, wenn die Heimunterbringung eines Verwandten (einzig) dazu dient, die Belastung der Angehörigen zu mildern. Ein Effekt, der nicht immer eintritt, da er von mehr als der Aufgabe der Pflegeverantwortung zu Hause abhängt. Darauf sind Angehörige, insbesondere Ehepartner und weibliche Hauptpflegepersonen, im Rahmen der Entscheidungsfindung hinzuweisen.
- **Hilfestellung und praktische Unterstützung bei der Organisation des Umzugs.** Die Anforderungen, die diese Lebensveränderung mit sich bringt, reichen von dem Auflösen des vorherigen Wohnsitzes bis hin zur bürokratischen Bearbeitung im Vorfeld der Heimaufnahme. Für viele Betroffene ist es das erste Mal, dass sie General-, Teil- oder Vorsorgevollmachten und Patientenverfügungen anfertigen. Frühere Versicherungen können nicht mehr nötig sein, wohingegen die neue Lebenssituation finanziell geklärt werden muss. Gegebenenfalls sind ein Einstufungsantrag bei der Pflegeversicherung, die Rezeptgebührenbefreiung bei der Krankenkasse, Beantragung eines Schwerbehindertenausweises oder von Sozialhilfe erforderlich. Nicht zu vergessen sind die Ummeldung des Wohnsitzes beim zuständigen Einwohnermeldeamt, anderen Ämtern und Behörden, behandelnden Ärzten und weiteren Verwandten sowie sonstigen sozialen Kontakten.
- **Emotionale Begleitung während des gesamten Heimübergangsprozesses.** Diese Anforderung ist zwar bereits bekannt (Dellasega & Nolan 1997, S. 448; Sury et al. 2013, S. 874), doch ist sie ebenso immanenter Teil des geäußerten Wunsches der Interviewpartner der vorliegenden Untersuchung. Damit legen sie eine Versorgungslücke offen, wenn das Aufgabenfeld der stationären Pflegeanbieter erst mit erfolgter Anmeldung eines künftigen Heimbewohners beginnt. Mit tiefergreifenden psychologischen Kenntnissen können die speziell ausgebildeten Transitionsbegleiter diese Lücke füllen. Als geeignete Maßnahmen sind nicht nur Einzel- oder Gruppengespräche vorstellbar,

sondern auch Angebote von Entspannungsverfahren (Progressive Muskelentspannung nach Jacobson, Yoga o.Ä.), die nachweislich Stress reduzieren können und die Angehörigen (wieder) lernen lassen, für sich Freiräume zu schaffen und Ruhe zu gönnen (Gibbons et al. 2014, S. 434). Den pflegenden Angehörigen ist nahezubringen, dass sie für ihre Gesundheit sorgen müssen, nur dann können sie auch der Sorge für den Verwandten nachkommen. Ihnen muss bewusstwerden, dass es keine Schwäche ist, Grenzen zu zeigen und Hilfe anzunehmen. Mit gezielten Fragen nach ihrem Belastungsempfinden und Bewältigungsstrategien können die Angehörigen bewegt werden, sich zu öffnen und ihren ambivalenten und von Zweifeln gezeichneten Gefühlen Raum zur Aussprache und Bewältigung zu geben (Gibbons et al. 2014, S. 433). Mit geeigneten Assessmentinstrumenten könnten die Transitionsbegleiter jene Angehörige identifizieren, die nach dem Heimeinzug ihres Verwandten bspw. zu einem hohen Stressempfinden und anhaltenden Depressionen neigen (Gaugler et al. 2014, S. 633f.). Dieser Risikogruppe ist mit besonderer Aufmerksamkeit und gezielten Maßnahmen zu begegnen.

- **Vorbereitung auf die neue Rolle als Angehörige eines Heimbewohners.** Die emotionale Begleitung ist hierfür unabdingbare Voraussetzung. Die Beziehung zum Heimbewohner muss nach der Übersiedlung neu ausgerichtet und der eigene Platz an dessen Seite (wieder-)gefunden werden. Diese veränderte Rollenbesetzung bringt es überdies mit sich, dass der freigewordene Raum durch die abgegebene Pflege und Betreuung wieder befüllt werden muss. Transitionsbegleiter helfen den Angehörigen dabei, den eigenen Lebensentwurf neuzugestalten. Frühere Freizeitbeschäftigungen oder eine Erwerbstätigkeit können wieder aufgenommen oder eine neue sinngebende Aufgabe angenommen werden (ehrenamtliches Engagement in der Pflegeeinrichtung, Nachbarschaftshilfe, Betreuung von anderen Verwandten wie Enkelkindern o.Ä.). Ein gesunder persönlicher Ausgleich und der soziale Anschluss tragen zum Gelingen der Adaption der neuen Rolle als Angehörige eines Heimbewohners bei und bereiten außerdem auf den noch bevorstehenden und unvermeidbaren Austritt aus dieser Rolle vor, wenn das Familienmitglied stirbt.

- **Stärkung der Angehörigen in ihrer Ergänzungsfunktion zum Personal in der stationären Alten- und Pflegeeinrichtung.** Je nach familiärer Vorgeschichte, vorhandenen Ressourcen und eigenen Wünschen an das neue Lebensumfeld und die institutionelle Pflege und Betreuung möchten Angehörige in unterschiedlichem Ausmaß Teil des neuen Versorgungsnetzes des Familienmitglieds sein. Das informelle Netzwerk eines Heimbewohners nimmt in seiner Größe nach der Heimaufnahme im Vergleich zur häuslichen Pflegesitu-

ation kaum ab (Werner 2008, S. 247). Allen voran die früheren Hauptpflegepersonen sind weiterhin präsent und führen Versorgungsleistungen wie das
Kleiden und Hilfe beim Essen und Trinken fort oder übernehmen außerinsti-
tutionelle Besuche oder Fahrten mit oder für den Bewohner. Beispielsweise ist
der positive Effekt von gemeinsamen Mahlzeiten auf die Eingewöhnung der
Familien und ihrer Verwandten mit Demenz im stationären Versorgungsset-
ting nachgewiesen (Henkusens et al. 2014, S. 558). Insgesamt ist eine erfolgreiche Integration des informellen Netzwerks in die Institution und Einbezug
als Partner in die pflegerische Versorgung des neuen Heimbewohners von
immenser Bedeutung. Die Transitionsbegleiter können das Kennenlernen begleiten und bei Missverständnissen oder Konflikten als Vermittler zwischen
dem Personal und den Angehörigen auftreten (Gaugler et al. 2010, S. 12). Eine
gute Kommunikation zwischen beiden ist die Grundlage für eine konstruktive
Beziehung von Pflege- und Betreuungspersonal und den Angehörigen (Bauer
et al. 2014, S. 581f.). Ferner gehören zur Schaffung einer guten kommunikativen Basis, dass das gegenseitige Vertrauen entwickelt wird, die Angehörigen
involviert werden und neben der Heimbewohnerzentrierung die gesamte Familie zufriedengestellt wird. Somit tragen die Transitionsbegleiter zum anzu-
strebenden und wünschenswerten Erleben der Angehörigen bei, dass der
Verwandte in der Institution eine seinen Bedürfnissen angepasste, qualitativ
hochwertige und sicherere Versorgung bekommt, als es zu Hause möglich wäre.

Transitionsbegleiter könnten neben speziell ausgebildeten und erfahrenen Pflegekräften[24] (vgl. Gaugler et al. 2010, S. 12) auch weitere Berufsgruppen und Personen sein, die in Alten- und Pflegeeinrichtungen beschäftigt sind. Hierzu gehören Sozialarbeiter (Falkenroth 2011, S. 349), Psychologen oder Seelsorger. Darüber hinaus ist an ehrenamtlich oder freiwillig Tätige in der stationären Altenhilfe zu denken (McAuley et al. 1997, S. 252; Bubolz-Lutz & Kricheldorff 2009, S.
15f.). Allen genannten Personengruppen ist gemeinsam, dass sie in ihrer Funktion und Spezialisierung als Transitionsbegleiter als Einzelakteure oder in interdis-
ziplinären Teams auftreten können. Wenn professionelle Akteure in Gruppen
über den Entschluss für ein geeignetes informelles oder formelles Versorgungsarrangement entscheiden, führt dies zu mehr Übereinstimmungen als wenn jeder

---

[24] Innerhalb der pflegerischen Profession ist insbesondere an das Konzept der „Family Health Nurse" zu
denken wie es in „GESUNDHEIT 21 – Das Rahmenkonzept „Gesundheit für alle" für die Europäische Region der WHO" im Jahr 1999 formuliert wurde, online verfügbar unter:
http://www.euro.who.int/_data/assets/pdf_file/0009/109287/wa540ga199heger.pdf?ua=1
[02.01.2015], S. 169-170

Akteur für sich diese Entscheidung trifft und das Wohl des pflegebedürftigen Menschen und seiner pflegenden Angehörigen findet stärkere Berücksichtigung (Saks et al. 2014, S. 11). Angesichts des involvierten Personenkreises sowie der vielfältigen Umstände und Bedarfe in jedem individuell zu behandelnden Fall erklären sich die Vorteile der Transitionsbegleiter, wenn sie sich in einem multidisziplinären Netzwerk aufstellen.

Die vorgestellte Idee der Transitionsbegleiter ist als sinnvolle Ergänzung zu den etablierten Heimeinzugskonzepten zu verstehen. Dementsprechend ist schriftliches Material zur Vertiefung von Beratung und Information zu nutzen, wie beispielsweise Broschüren und Checklisten bereits heutzutage in Heimeinzugsverfahren Anwendung finden. Um den Einsatz von Transitionsbegleitern zu realisieren, sind Implikationen an die verschiedenen gesellschaftlichen Ebenen (Makro-, Meso- und Mikroebene) zu richten. Auf der Bundes- wie Landesebene muss der Rahmen geschaffen werden, in welchem die Institutionen Transitionsbegleiter beschäftigen können. Denkbar ist nicht nur deren Anstellung in Institutionen von ambulanten und (teil-) stationären Leistungserbringern, sondern auch in vermittelnden Instanzen wie Beratungsstellen oder eine Angliederung an die Pflegekassen. Alle Implementierungsmöglichkeiten sind zunächst zu prüfen und nach ihrer Erprobung hinsichtlich des Nutzens und der Endpunkte für die Kunden bzw. Leistungsempfänger sowie ihrer kurz- und längerfristigen Kosten zu evaluieren. An die betroffenen Einzelpersonen oder ihre Familien soll der Appell gerichtet werden, dass eine frühzeitige Auseinandersetzung mit dem Leben im Alter und unter Pflegebedürftigkeit sowie gemeinsame Absprachen darüber unerlässliche Bedingungen sind, für den zumeist unerwünschten Fall und seine Folgen gerüstet zu sein und das Aufkeimen intrafamilialer und persönlicher emotionaler Konflikte zu vermeiden. Hilfen anzunehmen, wie sie Transitionsbegleiter bieten können, sind oftmals mit Schamgefühlen und Ängsten vor dem Eingreifen durch Dritte verbunden. Diese negativen Gefühle und Befürchtungen müssen von allen Health Professionals wahrgenommen und gemildert werden, so dass die betroffenen pflegebedürftigen Menschen ebenso wie ihre Angehörigen positiv in ihrer Entwicklung während des Heimübergangprozesses begleitet werden können.

Im abschließenden Kapitel der vorliegenden Forschungsarbeit werden die zentralen Ergebnisse zusammengefasst und mit der eben beschriebenen Unterstützungsstrategie in Verbindung gesetzt, bevor die Arbeit mit einem Ausblick auf weitere Forschungsbemühungen endet.

8 Zentrale Ergebnisse und Ausblick

Die Zeit zwischen der Anmeldung zur stationären Aufnahme und dem Umzug in eine Alten- und Pflegeeinrichtung eines hilfe- oder pflegebedürftigen Verwandten ist für betroffene Familien eine von hoher Vulnerabilität gekennzeichnete Lebensphase, welche sich auf die gesamte häusliche Pflegesituation auswirkt. Auf der Basis von qualitativen Interviews wurde in der vorliegenden Arbeit das Erleben der Angehörigen von künftigen Heimbewohnern beschrieben. Die Interviewpartner waren drei Töchter, ein Gespann aus Ehefrau und Tochter sowie ein Ehemann, die von den Heimübergangen ihres jeweiligen Elternteils oder Ehepartners erzählten.

Die Pflegeübernahmebereitschaft der Angehörigen basiert zu einem großen Teil auf der verinnerlichten **Motivation**, in der Familie füreinander da zu sein und erklärt die Sorge um den Elternteil oder Ehepartner zur Selbstverständlichkeit. Gesellschaftliche Frauen- und Familienbilder bestärken für die Interviewpartnerinnen die übernommene Aufgabe. Die Motive spiegeln sich überdies in der Ausgestaltung der Pflegetätigkeit wider. Familiale Pflege ist mehr als eine körperlich-funktionelle Hilfeleistung und findet vor gewachsenen Beziehungs- und Familienbanden statt. Mit dem Ende der häuslichen Versorgung in Gestalt der Entscheidung für einen Heimumzug kommt es für alle befragten Personen insoweit zu einem Konflikt, als dass sie sich eingestehen (müssen), der für sie selbstverständlichen Fürsorge nun nicht mehr nachkommen zu können. Die einstigen Motive zur familialen Pflege stehen der unausweichlichen Folge, die Pflegeverantwortung abzugeben, gegenüber. Die Kumulation verschiedener und sich gegenseitig bedingender **Determinanten** gipfelt in der Entscheidung für einen Heimeinzug und spricht für die **hohe objektive Last und subjektive Beanspruchung** der Hauptpflegepersonen in der Zeit bis und über den Heimumzug der Verwandten hinaus. Die Intensität und Qualität der jeweiligen dualen **Pflegebeziehung** als auch des gesamten Familiengefüges nehmen je nach Ausmaß der Verbundenheit und Kongruenz unweigerlich Einfluss auf den gegangenen Schritt zur Heimaufnahme und damit das Erleben in der Latenzzeit. Der Heimübergangsprozess wird als eine Gefahrenquelle für das Band zwischen Mutter und Tochter, Vater und Tochter oder Ehefrau und Ehemann empfunden. Die übernommene Sorge bringt **Rollenveränderungen** mit sich, die des Weiteren zu intra- und interpersonalen Problemen führen können. Das Erleben der sorgenden Angehörigen enthält eine **Bandbreite an Gefühlen**. Überwiegend herausfordernde stehen wenigen entlastenden Emotionen gegenüber. Beide Pole machen zu einem erheblichen Teil das **ständige Empfinden von Ambivalenz und Unsi-**

cherheit aus und dieses ist wiederum ursächlich für die Schwierigkeiten der Angehörigen, die Veränderung im Leben der Familie anzunehmen. Insbesondere für die pflegenden Töchter ist zu konstatieren, dass die weiblichen Rollenanforderungen, fehlende Unterstützung aus der Herkunftsfamilie, männliche Zurückhaltung in der Herkunfts- wie Gründungsfamilie und die scheinbar bereitwillige Selbstüberforderung für ihre Alleinstellung sorgen und erklären wiederum ihre damit verbundene hohe Belastung sowie das unausweichliche Konfliktpotenzial im Familiensystem. Zur **Unterstützung** der häuslich-familialen Pflege und persönlichen Bewältigung, diese aufzugeben, greifen die betroffenen Angehörigen auf individuelle Strategien zurück. Des Weiteren profitieren sie neben der kommunikativen Kompetenz innerhalb der Herkunfts- wie Gründungsfamilie auch von der tatkräftigen Unterstützung, dem mentalen Beistand und Zuspruch aus dem sozialen Netz sowie dem medizinischen und professionell-pflegerischen Versorgungssystem.

Zunächst lässt sich festhalten, dass die häuslich-familiale Pflege vor einem Heimeinzug eines älteren Verwandten insbesondere für die Hauptpflegeperson ein **hohes Konfliktpotenzial** birgt. Der Heimumzug scheint die Bestätigung dafür zu sein, dass sie ihrer Pflegeaufgabe nicht gerecht geworden ist. Mit dem Beenden der Fürsorge im vertrauten Zuhause des geliebten Familienmitglieds enttäuschen die pflegenden Angehörigen die einstige Motivation zur Sorge und bedrohen womöglich das beiderseitige Beziehungsband. Mit der Rolle als Pflegende tragen sie alleine die Last am Rand der übrigen Familie, die durch kaum zu verarbeitende, psychologische Aushandlungsprozesse zunehmend schwerer wird.

Die Zielsetzung der Akteure des Versorgungssystems, für alte und pflegebedürftige Menschen und ihre Familien aufzukommen, gleicht einem Balanceakt (Gaugler et al. 2009, S. 13). Auf der einen Seite gilt es die betroffenen Familien gesund zu halten, um eine Institutionalisierung zugunsten des Wohls des alten Menschen, so lange wie möglich in den eigenen vier Wänden leben zu können, zu vermeiden. Andererseits haben sie für eine gelungene Übersiedlung in stationäre Langzeitwohn- und Pflegeeinrichtungen zu sorgen, sobald das familial-häusliche Versorgungsarrangement an seine Grenzen gekommen und signifikanten Belastungen ausgesetzt ist. Übersiedlungen in Einrichtungen der stationären Altenhilfe können entweder nach einer angepassten familial-häuslichen Versorgung verfrüht sein oder unter bestimmten, noch nicht gänzlich untersuchten Bedingungen die Lösung für die angespannte Situation unter der pflegerischen Last zu Hause sein (Stephan et al. 2013a, S. 210f.; Stephan et al. 2013b, S. 602f.). Die Erzählungen der interviewten Angehörigen zeigen, dass es zu einer **Linderung der angespannten Situation und Entschärfung des erlebten Konflikts** kommen kann, wenn sie erleben, dass weder die Fürsorge ihren Verwandten gegenüber beschnitten noch das Beziehungsband durch die stationäre Aufnahme getrennt wird. Wenn sie erleben, dass sich die emotionalen Spannungen im Ringen um das Wahren der nicht mehr zu haltenden Situation auflösen und der empfundene Kampf zwischen sich widersprechenden Gefühlen zu Gunsten der gemeinsamen Verbundenheit beendet werden kann. Und wenn sie erleben, dass ihre Verwandten entsprechend ihren Bedarfen und mit hoher Fürsorglichkeit versorgt sind und sich wohlfühlen, dann können sie selbst wieder zur Ruhe kommen und zurück in den Kreis der übrigen Familie rücken. Es gilt den gesamten Heimübergangsprozess in der Art zu gestalten, dass die beschriebenen Wendungen eintreten können. Denn darin liegt die Chance, dass sich aus der abgelegten, nicht mehr zu bewältigenden Rolle als häuslich-pflegende Tochter oder pflegender Ehepartner **eine neue Rolle** entwickeln kann, die nach Verarbeitung der alten Rolle anzunehmen ist und wiederum zunächst noch unbekannte Anforderungen an sie stellt. Es ist die Rolle als sich sorgender Angehöriger einer Heimbewohnerin oder eines Heimbewohners, die mit Blick auf die naturgemäße Beziehung zwischen Mutter oder Vater und Kind oder eines verheirateten Paars an besonderer Bedeutung gewinnt.

Aus den spezifischen Belastungen für die pflegenden Angehörigen in der Zeit zwischen der getroffenen Entscheidung und dem einschneidenden Erlebnis der stationären Aufnahme lassen sich **Handlungsbedarfe** an die involvierten professionellen Akteure in der hiesigen Versorgungs- und Pflegelandschaft ableiten. Denn spätestens wenn ein sicheres, häusliches Pflegearrangement durch erschöpfte oder nicht vorhandene familiäre und soziale Ressourcen nicht mehr gewährleistet werden kann, haben sie Kontakt zu den betroffenen Familien. Die sich verändernde Situation erfordert eine beratende und koordinierende Begleitung. Dabei kann es eine Maßnahme sein, für eine (rechtzeitige) Heimaufnahme zu appellieren, um weiteren Belastungen entgegenzuwirken (Fjelltun et al. 2009, S. 3086). Des Weiteren ist es für ein Verständnis über das Empfinden der pflegenden Angehörigen in der Latenzzeit immanent, auftretende Emotionen vor dem Hintergrund der Beziehung zwischen zu pflegender und pflegender Person zu betrachten, und zwar unabhängig davon, ob diese für die Betroffenen als gut oder schlecht empfunden wird (Strang et al. 2006, S. 41). Beiderseitige Gefühlsäußerungen und deren psychodynamisch ablaufende Mechanismen innerhalb der betroffenen, als auch zwischen den beteiligten Personen müssen erkannt und verstanden werden, um beispielsweise auf die Trauer um das Vergangene oder auf Ängste vor dem Bevorstehenden adäquat zu reagieren. Dazu sind psychologische Fachkenntnisse und hohe soziale Kompetenzen der Mitarbeiter in stationären

Alten- und Pflegeeinrichtungen von Nöten. Der in dieser Arbeit entwickelte Umsetzungsvorschlag, die etablierten Heimeinzugskonzepte um sogenannte **Transitionsbegleiter** zu ergänzen, greift diese Forderung auf. Die darauf spezialisierten und erfahrenen Health Professionals begleiten die Entscheidungsfindung, die in den seltensten Fällen von einer einzelnen Person durchlaufen wird und deren Ergebnis nicht ausschließlich auf die Schwere der Pflegebedürftigkeit oder die Belastungen der (Haupt-) Pflegepersonen zurückzuführen ist, sondern vor dem Hintergrund multipler Gründe und eines komplexen Familiengefüges zu sehen ist. Sie koordinieren und leisten Hilfestellung bei der Organisation im Heimübergangsprozess, in dem das gewohnte Wohn- und Lebensumfeld aufzugeben und sich in einem neuen einzurichten ist. Die Transitionsbegleiter unterstützen die Integration und Eingewöhnung aller Familienmitglieder in den Alltag und das Leben der Alten- und Pflegeeinrichtungen. Innerhalb des stationären Versorgungsarrangements sind die ehemals häuslich-pflegenden Angehörigen als gleichberechtigte Partner anzuerkennen, indem die Pflegeverantwortung für den neuen Heimbewohner geteilt und auf Augenhöhe gestaltet wird. Die Heimübersiedlung bedeutet in den wenigsten Fällen die Abgabe und damit den Austritt aus der Pflegerolle, sondern nur eine Veränderung der Verantwortlichkeiten (Mischke 2013, S. 206). Viele Angehörige sehen ihre Aufgabe nun überwiegend in dem Überwachen der Versorgung und weniger in der Ausübung direkter Pflegehandlungen (Sury et al. 2013, S. 870 und S. 872). Um Missverständnissen und Konflikten zwischen dem Personal und den Familienangehörigen entgegenzuwirken, bedarf es einer von Vertrauen geprägten Kommunikation und ein gemeinsames Verständnis über die Ziele. Es ist bekannt, dass positiv erlebte Heimübergangsphasen zum einen die Akzeptanz der veränderten Konstellation im Familiensystem fördern, zum anderen das Empowerment innerhalb der neuen Rolle erhöhen und die gefühlte Erleichterung auf Seiten der ehemals pflegenden Angehörigen nach dem Heimeinzug des pflegebedürftigen Verwandten verstärken (Reuss et al. 2005, S. 37f.). Somit ist im Rahmen der Vorbereitungen zur stationären Aufnahme, am Tag des Ereignisses selbst und über die erste Zeit hinaus, neben dem Wohlbefinden des neuen Heimbewohners auch auf das Wohlergehen seiner Angehörigen, insbesondere der Hauptpflegeperson, zu achten. Durch ausreichend Zeit für Gespräche ist dem Bedürfnis vieler Angehörigen, das Erlebte auszusprechen und somit verarbeiten zu können, zu begegnen. Den pflegenden Angehörigen ist überdies die Botschaft nahezubringen, dass die häusliche Sorge sie verständlicherweise an ihre Grenzen geführt hat und dass das Abgeben bzw. künftige Teilen der Fürsorgeverantwortung kein Zeugnis ihres empfundenen Versagens darstellt. Im Gegenteil, indem sie Hilfe annehmen, beschreiten sie einen Weg zu einem angemessenen Umgang mit den erlebten Beanspruchungen.

Die vorliegende Forschungsarbeit trägt zum Erkenntnisgewinn der hiesigen pflegewissenschaftlichen Forschungslandschaft bei, indem sie erstmalig (seit den Arbeiten von Saup 1993 und Klingenfeld 1999) die subjektiven Sichtweisen von Angehörigen in der Latenzzeit zwischen Anmeldung und Heimeinzug ihres Verwandten vor dem aktuellen nationalen sozialrechtlichen und versorgungsstrukturellen Hintergrund betrachtete. Für die Zielgruppe lässt sich allen voran ein noch nicht gedeckter Bedarf an emotionaler Begleitung zum Gelingen des Rollenwechsels vom häuslich-pflegenden Angehörigen zum Angehörigen eines Heimbewohners in dieser Zeit konstatieren. Darauf aufbauend wurden für die pflegerische Praxis Handlungsempfehlungen formuliert und mit dem Vorschlag der Transitionsbegleiter ist eine konkrete unterstützende Maßnahme entwickelt worden, die dazu beitragen kann, die Zeit zwischen Anmeldung und Umzug für die Betroffenen und deren Entwicklung in dieser positiv zu gestalten. Im Sinne einer multiperspektivischen Betrachtung können **weitere Forschungsaktivitäten** innerhalb der Disziplinen Pflegewissenschaft und Public Health nach dem Erleben der in die Pflegeeinrichtung gezogenen Verwandten fragen. Die gleichzeitige Betrachtung von Angehörigen und Heimbewohnern kann das Bild über die Beziehung zwischen versorgter und pflegender Person vervollständigen und weitere familiendynamische Entwicklungen darstellen und ergründen. Dazu ist der Fokus weniger auf eine bestimmte Zeit (als objektives Kriterium) als vielmehr auf die tieferliegenden Strukturen wie Biographien, Beziehungen und psychologischen Entwicklungen in den betroffenen Familien (als subjektiv gerichtete Kriterien) zu legen. Darauf basierend ließen sich ergänzende Implikationen für die begleitenden Instanzen formulieren, die schließlich darauf zielen, beide Seiten – sowohl die pflegenden Angehörigen als auch die von ihnen Gepflegten – vor dem Hintergrund ihrer gemeinsamen Lebensgeschichte im Heimübergangsprozess zu unterstützen. Forschungsdesigns, die den komplexen Hintergründen vor der Entscheidung zugunsten einer Heimaufnahme und den Familiengeschichten gerecht werden, finden sich sowohl in der qualitativen Forschung als auch in quantitativen Forschungsansätzen. Längsschnittuntersuchungen lassen Veränderungen beispielsweise in der gesundheitlichen Verfassung, dem Wohlbefinden und in der Gefühlswelt der betroffenen Personen über die Zeit erkennen. Eine offenere Interviewform wie das biographisch-narrative Interview und eine typenbildende oder theoriegenerierende Methode in der Datenauswertung (wie z.B. die Grounded Theory) ermöglichen eine tiefere Ergründung des Erlebens der Zielgruppen.

Literaturverzeichnis

Adler, C.; Gunzelmann, T.; Machold, C. & Schumacher, J. (1996): Belastungserleben pflegender Angehöriger von Demenzpatienten. In: Zeitschrift für Gerontologie & Geriatrie, 29 (2), 143-149

Bauer, M.; Fetherstonhaugh, D.; Tarzia, L. & Chenco, C. (2014): Staff–Family Relationships in Residential Aged Care Facilities: The Views of Residents' Family Members and Care Staff. In: Journal of Applied Gerontology, 33 (5), 564-585

Behrens, J. & Langer, G. (2010): Evidence-based Nursing and Caring. Methoden und Ethik der Pflegepraxis und Versorgungsforschung. 3., überarbeitete und ergänzte Auflage. Verlag Hans Huber, Bern

Bortz, J. & Döring, N. (2006): Forschungsmethoden und Evaluation für Human- und Sozialwissenschaftler. 4., überarbeitete Auflage. Springer Medizin Verlag, Heidelberg

Bubolz-Lutz, E. & Kricheldorff, C. (2009): „Pflegebegleiter" – ein Modellprojekt des Forschungsinstituts Geragogik mit institutionellen Kooperationspartnern. Endbericht.
Online verfügbar unter: https://www.gkv-spitzenverband.de/media/dokumente/pflegeversicherung/forschung/projekte_unterseiten/pflege begleiter/Endbericht_Pflegebegleiter_8512.pdf [02.01.2015]

Buhr, G. T.; Kuchibhatla, M. & Clipp, E. C. (2006): Caregivers' Reasons for Nursing Home Placement: Clues for Improving Discussions With Families Prior to the Transition. In: The Gerontologist, 46 (1), 52-61

BMFSFJ – Bundesministerium für Familie, Senioren, Frauen und Jugend (Hrsg.) (2013): Länger zuhause leben. Ein Wegweiser für das Wohnen im Alter Zuhause. 4. Auflage. Berlin.
Online verfügbar unter: http://www.bmfsfj.de/BMFSFJ/Service/publi kationen,did=175622.html [06.01.2014]

BMG – Bundesministerium für Gesundheit (2014): Leistungsempfänger der sozialen Pflegeversicherung im Jahresdurchschnitt nach Leistungsarten.
Online verfügbar unter: http://www.bmg.bund.de/fileadmin/dateien/Downloads/Statistiken/Pflegeversicherung/Leistungsempfaenger_Leistungsarten/1995-2013_Leistungsempfaenger-der-sozialen-PV-nach-Leistungsarten.pdf [26.12.2014]

Bull, M. J. & McShane, R. E. (2008): Seeking What's Best During the Transition to Adult Day Health Services. In: Quality Health Research, 18 (5), 597-605

Caldwell, L.; Low, L.-F. & Brodaty, H. (2014): Caregivers' experience of the decision-making process for placing a person with dementia into a nursing home: comparing caregivers from Chinese ethnic minority with those from English-speaking backgrounds. In: International Psychogeriatrics, 26 (3), 413-424

Cohen-Mansfield, J. & Wirtz, P. W. (2009): The Reasons for Nursing Home Entry in an Adult Day Care Population: Caregiver Reports Versus Regression Results. In: Journal of the Geriatric Psychiatry & Neurology, 22 (4), 274-281

Davies, S. & Nolan, M. (2003): "Making the best of things": relatives' experiences of decisions about care-home entry. In: Ageing & Society, 23 (4), 429-450

Davies, S. & Nolan, M. (2004): "Making the move": relatives' experiences of the transition to a care home. In: Health and Social Care in the Community, 12 (6), 517-526

Davis, J. C.; Tremont, G.; Bishop, D. S.; Fortinsky, R. H. (2011): A telephone-delivered psychosocial intervention improves dementia caregiver adjustment following nursing home placement. In: International Journal of Geriatric Psychiatry, 26 (4), 380-387

Dellasega, C. & Nolan, M. (1997): Admission to care – facilitating role transition amongst family carers. In: Journal of Clinical Nursing, 6(6), 443-451

Deutmeyr, M. (2006): Belastungen und Bewältigungsstrategien von erwachsenen Töchtern in der häuslichen Pflege von körperlich und geistig kranken Müttern und Vätern. Dissertation, Universität Augsburg.
Online verfügbar unter: http://opus.bibliothek.uni-augsburg.de/opus4/frontdoor/index/index/docId/675 [04.01.2014]

Falkenroth, A. (2011): Soziale Arbeit in stationären Pflegeeinrichtungen – von der Versorgungseinrichtung zum Lebens- und Wohnort. In: Zippel, C. & Kraus, S. (Hrsg.): Soziale Arbeit für alte Menschen. Ein Handbuch. Mabuse-Verlag, Frankfurt am Main, 347-359

Fjelltun, A.-M. S.; Henriksen, N.; Norberg, A.; Gilje, F. & Normann, H. K. (2009): Carers' and nurses' appraisals of needs of nursing home placement for frail older in Norway. In: Journal of Clinical Nursing, 18 (22), 3079-3088

Flick, U.; von Kardoff, E. & Steinke, I. (2012): Qualitative Forschung. Ein Handbuch. 9. Auflage, Rowohlt-Taschenbuch-Verlag, Reinbek bei Hamburg

Flick, U. (2011): Das episodische Interview. In: Oelerich, G. & Otto, H.-U. (Hrsg.): Empirische Forschung und Soziale Arbeit. Ein Studienbuch. VS Verlag für Sozialwissenschaften/Springer Fachmedien Wiesbaden GmbH, Wiesbaden

Fortinsky, R. H.; Kulldorff, M.; Kleppinger, A. & Kenyon-Pesce, L. (2009): Dementia care consultation for family caregivers: Collaborative model linking an Alzheimer's association chapter with primary care physicians. In: Aging & Mental Health, 13 (2), 162-170

Freedman, V. A.; Berkman, L. F.; Rapp, S. R. & Ostfeld, A. M. (1994): Family Networks: Predictors of Nursing Home Entry. In: American Journal of Public Health, 84 (5), 843-845

Gaugler, J. E.; Kane, R. L.; Kane, R. A.; Clay, T. & Newcomer, R. (2003): Caregiving and Institutionalization of Cognitively Impaired Older People: Utilizing Dynamic Predictors of Change. In: The Gerontologist, 43 (2), 219-229

Gaugler, J. E.; Roth, D. L.; Haley, W. E. & Mittelman, M. S. (2008): Can Counseling and Support Reduce Alzheimer's Caregivers' Burden and Depressive Symptoms during the Transition to Institutionalization? Results from the NYU Caregiver Intervention Study. In: Journal of the American Geriatric Society, 56(3), 421-428

Gaugler, J. E.; Mittelman, M. S.; Hepburn, K. & Newcomer, R. (2009): Predictors of Change in Caregiver Burden and Depressive Symptoms Following Nursing Home Admission. In: Psychological Aging, 24 (2), 385-396

Gaugler, J. E.; Mittelman, M. S.; Hepburn, K. & Newcomer, R. (2010): Clinically significant changes in burden and depression among dementia caregivers following nursing home admission. In: BMC Medicine, 2010, 17; 8:85. doi: 10.1186/1741-7015-8-85

Gaugler, J. E.; Roth, D. L.; Haley, W. E. & Mittelman, M. S. (2011): Modeling Trajectories and Transitions: Results from the New York University Caregiver Intervention. In: Nursing Research, 60 (3 Supplement), 28-37

Gaugler, J. E.; Mittelman, M. S.; Hepburn, K. & Newcomer, R. (2014): Identifying At-Risk Dementia Caregivers Following Institutionalization: The Nursing Home Admission Burden and Nursing Home Admission-Depression Prognostic Tools. In: Journal of Applied Gerontology, 33 (5), 624-646

Geister, C. (2004): "Weil ich für meine Mutter verantwortlich bin". Der Übergang von der Tochter zur pflegenden Tochter. Verlag Hans Huber, Bern

Gibbons, S. W.; Ross, A. & Bevans, M. (2014): Liminality as a Conceptual Frame for Understanding the Family Caregiving Rite of Passage: An Integrative Review. In: Research in Nursing & Health, 37 (5), 423-436

Gill, E. A. & Morgan, M. (2012): Older Parents and Adult Daughters: A Comparison of Communication and Coping During the Decision to Move a Care Facility. In: Research on Aging, 34 (6), 714-737

Gräßel, E. (1998): Häusliche Pflege dementiell und nicht dementiell Erkrankter. Teil II: Gesundheit und Belastung der Pflegenden. In: Zeitschrift für Gerontologie und Geriatrie 31 (1), 57-62

Gravolin, M.; Rowell, K. & de Groot, J. (2012): Interventions to support the decision-making process for older people facing the possibility of long-term residential care (Review). The Cochrane Library 2008, Issue 4. Online verfügbar unter: http://onlinelibrary.wiley.com/doi/10.1002/ 14651858.CD005213.pub2/abstract;jsessionid=DF4E3D73E1C7B63215E0 4109D22787FE.d02t03 [31.08.2013]

Grond, E. (2001): Von der Pflegerrolle zur Mitarbeiterrolle – Die Statuspassage der Angehörigen bei der Heimaufnahme: Risiken und Antworten der Angehörigenarbeit. In: Haus Neuland (Hrsg.): Tagungsdokumentation Praxis der Angehörigenarbeit in Altenhilfeeinrichtungen. Bielefeld

Grond, E. (2008): Wenn Eltern wieder zu Kindern werden. In: Tackenberg, P. & Abt-Zegelin, A. (Hrsg.): Demenz und Pflege. Eine interdisziplinäre Betrachtung. 5. Auflage. Mabuse-Verlag, Frankfurt am Main, 40-53

Gröning, K. (2002): Häusliche Pflege und familiale Entwicklung. In: Neue Praxis – Zeitschrift für Sozialarbeit, Sozialpädagogik und Sozialpolitik, 32 (6), 595-601

Gröning, K. (2004): In guten wie in schlechten Tagen: Konfliktfelder in der häuslichen Pflege. Mabuse-Verlag, Frankfurt am Main

Heinemann-Knoch, M.; Knoch, T. & Korte, E. (2008): Hilfe- und Pflegearrangements älterer Menschen in Privathaushalten. In: Schneekloth, U. & Wahl, H.-W. (Hrsg.): Selbständigkeit und Hilfebedarf bei älteren Menschen in Privathaushalten. Pflegearrangements, Demenz, Versorgungsangebote. 2. Auflage. Verlag W. Kohlhammer, Stuttgart, 146-171

119

Helfferich, C. (2011): Die Qualität qualitativer Daten. 4. Auflage. VS Verlag für Sozialwissenschaften, Wiesbaden

Henkusens, C.; Keller, H. H.; Dupuis, S, & Schindel Martin, L. (2014): Transitions to Long-Term Care: How Do Families Living With Dementia Experience Mealtimes After Relocating? In: Journal of Applied Gerontology, 33 (5), 541-563

Hoff, K. von; Gapp, S.; Heß, A.; Kloppenburg, K.; Korte-Pötters, U. & Pauligk, E. (2005): Der Heimeinzug als kritisches Lebensereignis für den pflegebedürftigen Menschen und seine Angehörigen. Ein Leitfaden als Arbeitshilfe für die Mitarbeiter der stationären Altenhilfe.
Online verfügbar unter: http://pflege.sw.fhjena.de/downloads/leitfaden_heimeinzug.pdf [31.08.2013]

Johnson, R. A.; Schwiebert, V. B. & Rosenmann, P.A. (1994): Factors Influencing Nursing Home Placement Decisions: The Older Adult's Perspective. In: Clinical Nursing Research, 3 (3), 269-281

Johnson, R. W. (2008): Choosing Between Paid Elder Care and Unpaid Help From Adult Cildren: The Role of Relative Prices in the Care Decision. In: Szinovacz, M. E. & Davey, A. (Hrsg.): Caregiving contexts: cultural, familial, and societal implications. Springer Verlag, New York

Johnson; R.; Popejoy, L. L. & Radina, M. E. (2010): Older Adults' Participation in Nursing Home Placement Decisions. In: Clinical Nursing Research, 19 (4), 358-375

Joling, K. J.; van Marwijk, H. W. J.; van der Horst, H. E.; Scheltens, P.; van de Ven, P. M.; Appels, B. A.; van Hout, H. P. J. (2012): Effectiveness of Family Meetings for Family Caregivers on Delaying Time to Nursing Home Placement of Dementia Patients: A Randomized Trial. In: PLoS ONE, 7(8), e42145

Kasper, J. D.; Pezzin, L. E. & Rice, J. B. (2010): Stability and changes in living arrangements: relationship to nursing home admission and timing of placement. In: Journal of Gerontology: Social Sciences, 65B (6), 783-791

Kellett, U. M. (1999): Transition in Care: Family cares' experience of nursing home placement. In: Journal of Advanced Nursing, 29 (6), 1474-1481

Kesselring, A.; Krulik, T.; Bichsel, M.; Minder, C.; Beck, J. C. & Stuck, A. E. (2001): Emotional and physical demands on caregivers in home care to the elderly in Switzerland and their relationship to nursing home admission. In: European Journal of Public Health, 11 (3), 267-273

Klingenfeld, H. (1999): Heimübersiedlung und Lebenszufriedenheit älterer Menschen: Person- und Umweltfaktoren und ihr Einfluss auf die Anpassungsleistung an das Heimleben. Europäischer Verlag der Wissenschaften, Frankfurt a.M. u.a.

Kofahl, C.; Arlt, S. & Mnich, E. (2007) : «In guten wie in schlechten Zeiten ...» : Unterschiede und Gemeinsamkeiten von pflegenden Ehepartnern und anderen pflegenden Angehörigen in der deutschen Teilstudie des Projektes EUROFAMCARE. In: Zeitschrift für Gerontopsychologie und -psychiatrie, 20 (4), 211-225

Kurz, A. & Wilz, G. (2011): Die Belastung pflegender Angehöriger bei Demenz. Entstehungsbedingungen und Interventionsmöglichkeiten. In: Der Nervenarzt, 82 (3), 336-342

Lamnek, S. (2010): Qualitative Sozialforschung. Lehrbuch. 5., überarbeitete Auflage. Beltz Psychologie Verlags Union, Weinheim

Lee, V. S. P.; Simpson, J. & Froggatt, K. (2013): A narrative exploration of older people's transitions into residential care. In: Aging & Mental Health, 17(1), 48-56

Leipold, B.; Schacke, C. & Zank, S. (2006): Prädiktoren von Persönlichkeitswachstum bei pflegenden Angehörigen demenziell Erkrankter. In: Zeitschrift für Gerontologie und Geriatrie 39 (3), 227-232

Lieberman, M. A. & Fisher, L. (2001): The Effects of Nursing Home Placement on Family Caregivers of Patients With Alzheimer's Disease. In: The Gerontologist, 41 (6), 819-826

Lubitz, H. (2010): „Und da denke ich, hat sich der Kampf gelohnt! Biografische Faktoren im Pflegeerleben Angehöriger von Menschen mit Demenz". In: ProAlter, 42 (5/6), 37-41

Luppa, M.; Luck, T.; Weyerer, S.; König, H.-H.; Brähler, E. & Riedel-Heller, S. G. (2010): Prediction of institutionalization in the elderly. A systematic review. In: Age and Ageing, 39 (1), 31-38

Mayer, M. (2006): Pflegende Angehörige in Deutschland. Überblick über den derzeitigen Stand und zukünftige Entwicklungen. Deutsche Überarbeitung des „National Background Report for Germany", der im Rahmen des EU-Projektes "EUROFAMCARE" (Services for Supporting Family Carers of Elderly People in Europe: Characteristics, Coverage and Usage).

Online verfügbar unter: http://www.uke.de/extern/eurofamcare/ documents/nabares/nabare_germany_de_final_a4.pdf [04.01.2014]

Mayring, P. (2007): Qualitative Inhaltsanalyse. Grundlagen und Techniken. 9. Auflage. Beltz Verlag, Weinheim und Basel

Mayring, P. (2011): Qualitative Inhaltsanalyse. In: Mey, G. & Mruck, K. (Hrsg.): Handbuch Qualitative Forschung in der Psychologie. VS Verlag für Sozialwissenschaften, Wiesbaden, 601-613

McAuley, W. J.; Travis, S. S. & Safewright, M. P. (1997): Personal Accounts of the Nursing Home Search and Selection Process. In: Qualitative Health Research, 7(2), 236-254

Medizinischer Dienst des Spitzenverbandes Bund der Krankenkassen (MDS) & GKV-Spitzenverband (GKV-S) (2014): Qualitätsprüfungs-Richtlinien, Transparenzvereinbarung, Grundlagen der Qualitätsprüfungen nach den §§ 114 ff SGB XI in der stationären Pflege.
Online verfügbar unter: http://www.mds-ev.de/media/pdf/2014_Pruef grundlagen_stationaer.pdf [02.01.2015]

Meiland, F. J. M.; Danse, J.A. C.; Wendte, J. F.; Klazinga, N. S. & Gunning-Schepers, L. J. (2001): Caring for relatives with dementia – Caregiver experiences of relatives of patients on the waiting list for admission to a psychogeriatric nursing home in The Netherlands. In: Scandinavian Journal of Public Health, 29 (2), 113-121

Miller, E. A.; Schneider, L. S. & Rosenheck, R. A. (2011): Predictors of nursing home admission among Alzheimer's disease patients with psychosis and/or agitation. In: International Psychogeriatrics, 23 (1), 44-53

Mischke, C. (2013): Beratungsbedarfe pflegender Angehöriger in der häuslichen Pflege. In: Hasseler, M.; Meyer, M. & Fischer, Th. (Hrsg.): Gerontologische Pflegeforschung. Verlag W. Kohlhammer, Stuttgart, 197-212

Müller, V. E.; Stamer, M. & Richter, P. (2009): Ethik und Datenschutz im Kontext qualitativer Forschung. Konzept der Arbeits- und Koordinierungsstelle Gesundheitsversorgungsforschung (AKG) im Verein zur Förderung der wissenschaftlichen Forschung in der Freien Hansestadt Bremen e.V. Bremen 2009.
Online verfügbar unter: http://www.akg.uni-bremen.de/downloads/ Ethik_und_Datenschutz.pdf [28.12.2014]

Noël-Miller, C. (2010): Spousal loss, children, and the risk of nursing home admission. In: Journal of Gerontology: Social Sciences, 65B (3), 370-380

Noonan, A. E.; Tennstedt. S. L. & Rebelsky, F. G. (1999): Getting to the Point. In: Journal of Gerontological Social Work, 31 (3-4), 5-27

Park, M.; Butcher, H. K. & Maas, M. L. (2004): Thematic Analysis of Korean Family Caregivers' Experiences in Making the Decision to Place a Family Member with Dementia in a Long-Term Care Facility. In: Research in Nursing & Health, 27 (5), 345-356

Pinquart, M. & Sörensen S. (2003): Associations of Stressors and Uplifts of Caregiving With Caregiver Burden and Depressive Mood: A Meta-Analysis. In: Journal of Gerontology: Psychological Sciences, 58B (2), 112-128

Pinquart, M. & Sörensen S. (2006): Gender Differences in Caregiver Stressors, Social Resources, and Health: An Updated Meta-Analysis. In: Journal of Gerontology: Psychological Sciences, 61B (1), 33-45

Planer, K. (2011): Heimeinzug: Entscheidungsprozesse in Familien. VDM Verlag Dr. Müller, Saarbrücken

Reuss, G. F.; Dupuis, S: L. & Whitfield, K. (2005): Understanding the Experience of Moving a Loved One to a Long-Term Care Facility. In: Journal of Gerontological Social Work, 46 (1), 17-46

Riedl, M.; Mantovan, F. & Them, C. (2011): Psychophysische und soziale Veränderungen älterer Menschen durch den Heimeinzug. Eine systematische Literaturrecherche. In: Pflegewissenschaft, 13 (5), 299-311

Rothgang, H.; Müller, R; Mundhenk, R. & Unger, R. (2014): BARMER GEK Pflegereport 2014. Schriftenreihe zur Gesundheitsanalyse. Band 29. Asgard-Verlagsservice GmbH, Siegburg

Ryan, A. & McKenna, H. (2013): 'Familiarity' as a key factor influencing rural family carers' experience of the nursing home placement of an older relative: a qualitative study. In: BMC Health Services Research, 13, 252

Ryan, A. & Scullion, H. F. (2000): Nursing home placement: an exploration of the experiences of family carers. In: Journal of Advanced Nursing, 32 (5), 1187-1195

Saks, K.; Tiit, E.-M.; Verbeek, H.; Raamat, K.; Armolik, A.; Leibur, J.; Meyer, G.; Zabalegui, A.; Leino-Kilpi, H.; Karlsson, S.; Soto, M. & Tucker, S. on behalf of the RightTimePlaceCare Consortium (2014): Most appropriate placement for people with dementia: individual experts' vs. expert groups' decisions in eight European countries. In: Journal of Advanced Nursing, 2014 (10). doi: 10.1111/jan.12544

Sandberg, J.; Lundh, U. & Noland, M. (2002): Moving into a care home: the role of adult children in the placement process. In: International Journal of Nursing Studies, 39 (3), 353-362

Saup, W. (1993): Alter und Umwelt. Eine Einführung in die Ökologische Gerontologie. Verlag W. Kohlhammer, Stuttgart

Schäufele, M.; Köhler, L.; Teufel, S. & Weyerer, S. (2008): Betreuung von demenziell erkrankten Menschen in Privathaushalten: Potenziale und Grenzen. In: Schneekloth, U. & Wahl, H.-W. (Hrsg.): Selbständigkeit und Hilfebedarf bei älteren Menschen in Privathaushalten. Pflegearrangements, Demenz, Versorgungsangebote. 2. Auflage. Verlag W. Kohlhammer, Stuttgart, 103-145

Schneekloth, U. & von Törne, I. (2007): Entwicklungstrends in der stationären Versorgung. Ergebnisse der Infratest-Repräsentativerhebung. In: Schneekloth, U. & Wahl, H. W. (Hrsg.): Möglichkeiten und Grenzen selbständiger Lebensführung in stationären Einrichtungen (MuG IV). Demenz, Angehörige und Freiwillige, Versorgungssituationen sowie Beispielen für „Good Practice". Forschungsprojekt im Auftrag des Bundesministeriums für Familie, Senioren, Frauen und Jugend.
Online verfügbar unter: http://www.bmfsfj.de/BMFSFJ/Service/Publikationen/publikationen,did=109690.html [25.09.2013]

Schneekloth, U. (2008): Entwicklungstrends beim Hilfe- und Pflegebedarf in Privathaushalten – Ergebnisse der Infratest-Repräsentativerhebung. In: Schneekloth, U. & Wahl, H.-W. (Hrsg.): Selbständigkeit und Hilfebedarf bei älteren Menschen in Privathaushalten. Pflegearrangements, Demenz, Versorgungsangebote. 2. Auflage. Verlag W. Kohlhammer, Stuttgart, 57-102

Schoenmakers, B.; Buntinx, F. & DeLepeleire, J. (2010): Supporting the dementia family caregiver: The effect of home care intervention on general well-being. In: Aging & Mental Health, 14 (1), 44-56

Schur, D. & Whitlatch, C. J. (2003): Circumstances Leading to Placement. A Difficult Caregiving Decision. In: Lippincott's Case Management, 8 (5), 187-197

Söderberg, M.; Ståhl, A. & Emilsson, U. M. (2012): Family members' strategies when their elderly relatives consider relocation to a residential home –

Adapting, representing and avoiding. In: Jornal of Aging Studies, 26 (4), 495-503

Spangenberg, L.; Glaesmer, H.; Brähler, E.; Kersting, A. & Strauß, B (2013): Nach-denken über das Wohnen im Alter. Einflussfaktoren auf wohnbezogene Zukunftspläne und Wohnpräferenzen in einer repräsentativen Stichprobe ab 45-Jähriger. In: Zeitschrift für Gerontologie und Geriatrie, 46 (3), 251-259

Statistisches Bundesamt (Hrsg.) (2015): Pflegestatistik 2013. Pflege im Rahmen der Pflegeversicherung. Deutschlandergebnisse. Online verfügbar unter: https://www.destatis.de/DE/Publikationen/ Thematisch/Gesundheit/Pflege/PflegeDeutschlandergebnisse.html [06.07.2015]

Stephan, A.; Afram, B.; Guiteras, A. R.; Gerlach, A. & Meyer, G. (2013a): In der Pha-se des Übergangs begleiten und unterstützen. Menschen mit Demenz im Pflegeheim: Angehörige geben Auskunft zu den Gründen des Einzugs und wie sie die Situation danach erleben. In: Pflegezeitschrift, 66 (4), 208-212

Stephan, A.; Guiteras, A. R.; Juchems, S. & Meyer, G. (2013b): Der Balance of Care Ansatz zur Generierung passgenauer Versorgungsangebote für Menschen mit Demenz zwischen Häuslichkeit und Pflegeheim: Anwendungserfah-rungen in Deutschland. The Balance of Care approach for the development of custom-fit health care services for people with dementia on the margins of care between home and nursing home: Experiences with its application in Germany. In: Zeitschrift für Evidenz, Fortbildung und Qualität im Ge-sundheitswesen (ZEFQ), 107,597-605

Strang, V. R.; Koop, P. M.; Dupuis-Blanchard, S.; Nordstrom, M. & Thompson, B. (2006): Family Caregivers and Transition to Long-Term Care. In: Clinical Nursing Research, 15 (1), 27-45

Sury, L.; Burns, K. & Brodaty, H. (2013): Moving in: adjustment of people living with dementia going into a nursing home and their families. In: Interna-tional Psychogeriatrics, 25 (6), 867-876

Thomas, P.; Ingrand, P.; Lalloue, F.; Hazif-Thomas, C.; Billon, R.; Viéban, F. &, Clément, J.-P. (2004): Reasons of informal caregivers for institutionalising dementia patients previously liveng at home: the Pixel study. In: Interna-tional Journal of Geriatric Psychiatry, 19 (2), 127-135

Ume, E. P. & Evans, B. C. (2011): Chaos and Uncertainty: The Post-Caregiving Transition. In: Geriatric Nursing: American Journal of care for the aging, 32 (4), 288-293

Werner, B. (2008): Das Heim und die Angehörigen: Die Bedeutung des informellen sozialen Netzwerkes bei der Pflege und Versorgung demenzkranker Heimbewohner. Ergebnisse einer empirischen Studie zu Netzwerkgröße und Zeitvolumen von Pflege und Betreuung bei pflegebedürftigen Demenzkranken. In: Pflegewissenschaft, 2008 (4), 235-247

Wilson, D. M.; Vihos, J.; Hewitt, J. A.; Barnes, N.; Peterson, K. & Magnus, R. (2014): Examining Waiting Placement in Hospital: Utilization and the Lived Experience. In: Global Journal of Health Science, 6 (2), 12-22

Wirtz, M. A. (Hrsg.) (2013): Dorsch Lexikon der Psychologie. 16. Auflage. Verlag Hans Huber, Bern

Young, R. F. (2003): Nursing home admission of female Alzheimer's patients: family care aspects. In: Women's Health Issues, 13 (1), 2-7

Anhang

A) Interviewleitfaden

B) Anschreiben für voll- und teilstationäre Leistungserbringer (E-Mail)

C) Information für Interviewpartner (Version 2)

D) Einverständniserklärung der Interviewpartner

E) Transkriptionsverfahren und -regeln

A) Interviewleitfaden

Forschungsfrage:

Wie ist das Erleben von Angehörigen während der Wartezeit auf einen Wohnplatz für ein pflegebedürftiges Familienmitglied in einer stationären Langzeitpflegeeinrichtung?

(Die gemeinte Wartezeit umfasst den Zeitraum von der Anmeldung in einem Alten- und Pflegeheim bis zum Tag des Heimeinzugs)

Unterfragen:

Wie beschreiben sie die **Motivation zur Übernahme der familialen Pflege**? (Themenbereich 1)

Wie beschreiben sie **Ausgangssituation und Gründe** für die Auseinandersetzung mit einem Heimeinzug und die dann getroffene Entscheidung? (Themenbereich 2)

Welche **in der Wartezeit erlebten Gefühle** beschreiben sie? (Themenbereich 3)

Wie erleben sie die **Beziehung zum pflegebedürftigen Familienmitglied** nach der Anmeldung im Alten- und Pflegeheim? (Themenbereich 4)

Zu welchen in der Wartezeit erlebten emotionalen Problemen (negativen Gefühlen) beschreiben sie **individuelle Ressourcen**? Was gab es an **weiterer Unterstützung**, wo und wie wurde diese erfahren? (Themenbereich 5)

Rückblickendes Resümee auf die Wartezeit (Themenbereich 6)

Abschlussfrage und **Verabschiedung**

Soziodemografische Angaben und Notizen zur Gesprächsatmosphäre

Themenbereich 1: Motivation zur Übernahme der Pflege

Unterfrage: Wie beschreiben sie die Motivation zur Übernahme der familialen Pflege?

Leitfrage/Stimuli/Erzählaufforderung

Wie Sie ja wissen, interessiere ich mich dafür, wie pflegende Angehörige die Zeit ab Anmeldung für einen Heimplatz und bis zum Tag des Heimeinzugs des von ihnen versorgten Menschen erleben.

Ich werde Sie zunächst nicht unterbrechen, mache mir nur einige Notizen und bitte Sie zum Einstieg, sich an die Zeit zu erinnern, als [Ihre Mutter/Ihr Vater/Ihr Mann/...] pflegebedürftig wurde. Wie war das?

Inhaltliche Aspekte	Aufrechterhaltungsfragen	zu stellende Nachfragen	Notiz
Gründe zur Übernahme der Pflege • innere, persönliche Beweggründe • in Bezug auf die/den Pflegebedürftige/n • „äußere" Beweggründe Entscheidungsprozess zur Übernahme der Pflege	Können Sie mir aus der Zeit mehr erzählen? Gab es noch weitere Gründe, die Sie dazu motiviert haben, die Pflege zu übernehmen?	Können Sie mir bitte erzählen, wie es kam, dass Sie und nicht etwa jemand anderer aus Ihrer Familie die Pflege übernommen haben? Neben ihrer eben beschriebenen inneren ODER äußeren Motivation für die Pflege, gab es auch noch andere Gründe, die nicht in Ihnen ODER in Ihnen selbst liegen, und dafürsprachen, dass gerade Sie die Pflege übernahmen?	

Themenbereich 2: Ausgangssituation und Entscheidung zum Heimeinzug

Unterfrage: Wie beschreiben sie Ausgangssituation und Gründe für die Auseinandersetzung mit einem Heimeinzug und die dann getroffene Entscheidung?

Leitfrage/Stimuli/Erzählaufforderung

Können Sie sich bitte an die Situation erinnern, als sie das erste Mal dachten „Nun geht es zu Hause nicht mehr"? Können Sie mir diese Situation beschreiben?

Inhaltliche Aspekte	Aufrechterhaltungsfragen	zu stellende Nachfragen	Notiz
Ausgangssituation und Gründe, die über einen Heimeinzug nachdenken ließen	Gab es noch andere Gründe für Sie, die Sie über einen Einzug ins Heim nachdenken ließen?	Gab es eine typische Situation, in der Sie vielleicht immer wieder merkten: „Nein, das geht wirklich nicht"?	
Wer traf die Entscheidung zum Heimeinzug?	Können Sie das noch genauer beschreiben?	Als Sie für sich dachten, zu Hause wird es immer schwerer, wie sahen das andere Personen aus Ihrem Umfeld?	
	Was ist Ihnen dabei sonst noch wichtig?		

Themenbereich 3: Gefühle während der Wartezeit

Unterfrage: Welche in der Wartezeit erlebten Gefühle beschreiben sie?

Leitfrage/Stimuli/Erzählaufforderung

Sie haben mir ja jetzt schon sehr viel davon erzählt, wie Sie [Ihre Mutter/Ihren Vater/Ihren Mann/...] selbst gepflegt haben und wie es dazu kam, dass Sie über einen Umzug in ein Heim nachgedacht und einen Heimplatz gefunden haben. Und nun steht auch der Umzug an/Dann schließlich erfolgte auch der Umzug.

Können Sie sich bitte an den Tag erinnern, als Sie [Ihre Mutter/Ihren Vater/Ihren Mann/...] im Alten- und Pflegeheim angemeldet haben. Wie ging es Ihnen an diesem Tag und wie entwickelte es sich weiter?

Inhaltliche Aspekte	Aufrechterhaltungsfragen	zu stellende Nachfragen	Notiz
während dieser Zeit erlebte Gefühle • positive <u>und</u> negative Gefühle im Hinblick auf sich selbst als pflegende/r Angehörige/r	Was Sie in dieser Zeit so fühlten, waren scheinbar eher negative/positive Gefühle gab es denn auch das Gegenteil? Aha... Können Sie mir berichten, warum?	Haben Sie es nach der Zusage erlebt, dass Sie gedacht haben „Das ist und bleibt echt schwierig für mich?" Können Sie mir von so einer Situation erzählen? Und dachten Sie während dieser Zeit auch „das empfinde ich als gut" – können Sie mir auch davon eine beispielhafte Situation schildern?	
• positive <u>und</u> negative Gefühle im Hinblick auf das pflegebedürftige Familienmitglied	Gab es für Sie noch weitere Gefühle? Welche waren das?	Und gegenüber [Ihrer Mutter/Ihrem Vater/Ihrem Mann/...], wie ging es Ihnen damit?	
Bestimmendes Gefühl dieser Zeit		Und abschließend für diesen Teil, können Sie ein Gefühl benennen, welches von Anmeldung bis zum Tag des Umzugs im Vordergrund stand?	

131

Themenbereich 4: Beziehung zum pflegebedürftigen, älteren Familienmitglied nach der Anmeldung			
Unterfrage: Wie erleben sie die Beziehung zum pflegebedürftigen Familienmitglied nach der Anmeldung im Alten- und Pflegeheim?			
Leitfrage/Stimuli/Erzählaufforderung			
Denken Sie bitte an die Zeit nach der Anmeldung im Heim... Können Sie mir eine Situation schildern, die typisch für die Beziehung zu [Ihrer Mutter/Ihrem Vater/Ihrem Mann/...] in dieser Zeit ist/war?			
Inhaltliche Aspekte	**Aufrechterhaltungsfragen**	**zu stellende Nachfragen**	**Notiz**
Beziehung zum pflegebedürftigen Familienmitglied	Können Sie darüber noch mehr erzählen? Und sonst?	Nach der Anmeldung, wie würden Sie selbst ihre Beziehung zueinander beschreiben?	

Themenbereich 5: Ressourcen und Unterstützung

Unterfrage: Zu welchen in dieser Zeit erlebten emotionalen Problemen beschreiben sie individuelle Ressourcen? Was gab es an weiterer Unterstützung, wo und wie wurde diese erfahren?

Leitfrage/Stimuli/Erzählaufforderung

Sie haben mir vorhin von [belastenden] Gefühlen berichtet, die sie während dieser Zeit – in der der Heimplatz angemeldet war, der Umzug aber noch bevorstand – hatten und vielleicht auch weiterhin spüren. Was gibt/gab Ihnen denn Kraft?

Inhaltliche Aspekte	Aufrechterhaltungsfragen	Zu stellende Nachfragen	Notiz
eigene Ressourcen des/r pflegenden Angehörigen im Umgang mit den emotionalen Problemen	Was war sonst noch wichtig? Gibt/Gab es darüber hinaus noch etwas?	Gibt/Gab es etwas in Ihnen selbst, was Ihnen Kraft für die tägliche Pflege während der Warte- oder Übergangszeit gab? Was war das?	
weitere „externe" Unterstützungsoptionen • informelle Hilfen • professionelle Hilfs- und Unterstützungsangebote	Gab es vielleicht eine typische Situation, in der Sie dachten, „gut, dass ich nicht alleine bin…" Was hätte noch für Ihre Unterstützung gesorgt?	Welche weiteren Personen oder Hilfsangebote sorgten für Ihren emotionalen Halt und/oder gaben praktische Unterstützung in dieser Zeit?	

Themenbereich 6: Rückblickendes Resümee auf die Wartezeit

Unterfrage: Wie sehen sie heute, rückblickend und insgesamt betrachtet die Wartezeit?

Leitfrage/Stimuli/Erzählaufforderung

Nun lebt [Ihre Mutter/Ihr Vater/Ihr Mann/...] seit [xxx Wochen/Monaten] im Pflegeheim. Nun möchte ich gerne so eine Art Resümee über die Wartezeit ziehen.

Wenn Sie jetzt aus der Distanz nochmal auf die Zeit von der Anmeldung und bis es dann zu dem Umzug kam zurückblicken, wie sehen Sie dann diese Zeit so insgesamt und sich und [Ihre Mutter/Ihren Vater/Ihren Mann/...]?

Inhaltliche Aspekte	Aufrechterhaltungsfragen	zu stellende Nachfragen	Notiz
Rückblickende Betrachtung der Wartezeit insgesamt	Können Sie das genauer beschreiben?	Diese Wartezeit... wie ging es Ihnen denn damit?	
Rückblick auf eigene Gefühle • positive und negative Gefühle im Hinblick auf sich selbst	Geht Ihnen sonst noch etwas durch den Kopf, wenn sie so zurückblicken?	Sie erzählten mir vorhin von dem Gefühl der [...], wie sehen Sie das heute?	
Rückblick auf Gefühle und Beziehung zum pflegebedürftigen Familienmitglied • positive und negative Gefühle im Hinblick auf [Mutter/Vater/ Mann/...], die/der nun im Heim lebt	In Bezug auf [Mutter/Vater/ Mann/...] gibt es sonst noch etwas?	Mögen Sie mir auch erzählen, was Sie im Hinblick auf [Ihre Mutter/Ihren Vater/Ihren Mann/...] rückblickend fühlen?	

134

Perspektivische Abschlussfrage und Verabschiedung
Bevor wir zum Abschluss unseres Gesprächs kommen, möchte ich Ihnen noch eine Frage stellen: Was wünschen Sie sich für die nächste Zeit?
Jetzt haben wir beide uns sehr ausführlich unterhalten und von meiner Seite aus, wäre es das. Sie haben sich ja vielleicht auch vor dem Interview schon ein paar Gedanken zu dem Thema gemacht, gibt es von Ihnen aus etwas, **was Ihnen wichtig ist** und bisher im Interview **noch nicht angesprochen** wurde und was Sie mir gerne noch erzählen möchten?
Von meiner Seite aus **herzlichen Dank**, dass Sie sich die Zeit für das Interview genommen haben!
Wie haben Sie das Interview empfunden? Wie war es denn so für Sie? (Nachfrage bzgl. Interview)
Was hat Sie denn dazu bewegt, an diesem Interview teilzunehmen? (Nachfrage bzgl. Teilnahmemotivation)

Soziodemografische Angaben (im Anschluss an das Interview zu stellen) und Notizen zur Gesprächsatmosphäre

Pflegende/r Angehörige/r (Hauptpflegeperson)	Pflegebedürftiges, älteres Familienmitglied
Geschlecht	Geschlecht
Alter	Alter
Verhältnis zum zu pflegenden Familienmitglied (z. B. Tochter, Ehepartner)	wohnhaft im eigenen Zuhause oder im Haushalt der (Haupt-) Pflegeperson(en)
räumliche Nähe/Entfernung zum pflegebedürftigen Familienmitglied	Dauer, der zu Hause verbrachten Zeit mit familialer Pflege
eigene familiäre Situation (z. B. verheiratet, Kinder)	Tag der der Anmeldung im Heim
Berufstätigkeit und wenn ja, in welchem (Stunden-) Umfang	Tag des Heimeinzugs
ggf. Berufstätigkeit des Ehepartners	spezielle Erkrankungen, z. B. Demenz
Dauer der Pflegezeit	**Notizen zur Gesprächsatmosphäre**
weitere Beteiligte an der Pflege (weitere Familienmitglieder, professionelle Dienste)	
Schulabschluss	
Wohnort (städtisch, ländlich)	

B) Anschreiben für voll- und teilstationäre Leistungserbringer

--- Email ---

Betreff: Interview – Pflegende Angehörige vor Heimeinzug gesucht!

Anlagen: Information für Interviewpartner

Sehr geehrte Pflegedienstleitung, sehr geehrte Heimleitung, sehr geehrte Damen und Herren,

als Masterstudentin im Studiengang „Public Health/Pflegewissenschaft" an der Universität Bremen möchte ich um Ihre Unterstützung bitten und würde mich freuen, wenn Sie den Kontakt zu pflegenden Angehörigen herstellen.

Im Rahmen einer Forschungsarbeit geht es um das Empfinden von pflegenden Angehörigen während der Zeit zwischen Anmeldung eines pflegebedürftigen Familienmitglieds und dessen Einzug in eine Alten- und Pflegeeinrichtung. Die Interviewpartnerinnen und -partner sollten vor dem Heimeinzug den älteren, pflegebedürftigen Menschen im eigenen Zuhause versorgt und betreut haben. Dabei ist es unerheblich, wer die oder der pflegende Angehörige ist (z.B. Ehefrau/-mann, (Schwieger-) Tochter oder (Schwieger-) Sohn).

Meine Bitte an Sie ist, das beigefügte Informationsschreiben für Interviewpartner*innen, an Personen folgender Zielgruppen weiterzugeben:

- Familienangehörige, die sich für einen Wohnplatz in Ihrer Einrichtung entschieden haben und vor dem Umzug des pflegebedürftigen Familienmitglieds stehen,

  oder

- Familienangehörige kürzlich eingezogener Bewohner, die vor dem Heimeinzug eine Wartezeit von wenigstens ein paar Tagen hatten.

Für weitere Fragen stehe ich Ihnen selbstverständlich zur Verfügung.
Ich bedanke mich sehr für Ihre Unterstützung!

Mit freundlichen Grüßen,

Lydia Neubert

--- Signatur ---

--- Email ---

Betreff: Interview – Bitte um Unterstützung

Anlagen: Information für Interviewpartner_v2

Sehr geehrte/r XXX,

aus Ihrer täglichen Praxis in einer Tagespflegeeinrichtung kennen Sie mit Sicherheit Familien, in denen sich für eine Heimaufnahme eines Angehörigen entschieden wurde. Der Umzug des hilfe- oder pflegebedürftigen Menschen steht aber noch bevor.
Ich bitte Sie um die Unterstützung meines Vorhabens als Masterstudentin im Studiengang „Public Health/Pflegewissenschaft" (Universität Bremen), indem Sie den Kontakt zu pflegenden Angehörigen herstellen.

Im Rahmen einer Forschungsarbeit geht es um das Empfinden von pflegenden Angehörigen während der Zeit zwischen Anmeldung eines pflegebedürftigen Familienmitglieds und dessen Einzug in eine Alten- und Pflegeeinrichtung. Dabei ist es unerheblich, wer die oder der pflegende Angehörige ist (z.B. Ehefrau/-mann, (Schwieger-) Tochter oder (Schwieger-) Sohn). Die Entscheidung, ein Familienmitglied in ein Heim zu geben, fällt den meisten sehr schwer und wird von vielen verschiedenen Emotionen begleitet. Die Übersiedlung selbst kann für die Betroffenen wiederum sehr belastend sein.

Mir ist bewusst, dass ich damit an eine nicht leicht zu erreichende Zielgruppe herantrete, die zudem gerade in dieser Zeit sehr belastet sein kann. Daher benötige ich Ihre Unterstützung.

Die bisher geführten Interviews zeigen, dass allein das „Darüber-Reden" eine Hilfe für die Betroffenen sein kann. Ein weiteres Ziel ist es, auf Basis der Interviews Unterstützungsmöglichkeiten für die betroffenen Familien in dem Zeitraum von Anmeldung bis Einzug zu eruieren.

Meine **Bitte** an Sie ist, das beigefügte **Informationsschreiben für Interviewpartner*innen** an pflegende Angehörige weiterzugeben, die sich in eben dieser Phase befinden.

Ich freue mich, wenn Sie über Ihre Nähe Angehörige zu einem Interview motivieren können.

Für weitere Fragen stehe ich Ihnen selbstverständlich zur Verfügung.
Ich bedanke mich im Voraus sehr für Ihre Unterstützung!

Mit freundlichen Grüßen,

Lydia Neubert

P.S.: Ihren Kontakt habe ich über die Website „www.pflegelotse.de" und den Internetauftritt Ihrer Einrichtung ermittelt.

--- Signatur ---

C) Information für Interviewpartner

Information für Interviewpartnerinnen und -partner

im Rahmen des Forschungsvorhabens:

Das Empfinden von Angehörigen in der Zeit zwischen Anmeldung und Einzug in eine Alten- und Pflegeeinrichtung eines pflegebedürftigen Familienmitglieds

Zweck und Nutzen der Untersuchung:

Viele Familien erleben die Entscheidung aufgrund von Pflegebedürftigkeit eines Familienmitglieds, dessen eigene Häuslichkeit und die familiale Pflege aufzugeben, als emotionale Herausforderung und können dabei gemischte Gefühle haben. Zwischen der Anmeldung in einem Alten- und Pflegeheim und dem Tag des Heimeinzugs kann einige Zeit vergehen. In der Literatur ist bisher wenig über diese Zeit des Übergangs, besonders wie es den pflegenden Angehörigen dabei geht, bekannt.

Im Rahmen der Lehrveranstaltung „Vertiefung qualitative Verfahren" im Studiengang „M.A. Public Health/Pflegewissenschaft" wird der Frage nachgegangen, was pflegende Angehörige in der Zeit zwischen Anmeldung und Heimeinzug empfinden. Welche Gefühle bewegen Sie dabei? Wie kam es zu der Entscheidung für den Umzug? Welche Unterstützung haben Sie bei der Entscheidung und in der Übergangszeit erfahren? Wie nehmen Sie die Beziehung zu Ihrem älteren, pflegebedürftigen Familienmitglied in dieser Zeit wahr?

Zur Annäherung an die oben genannten Fragen befrage ich pflegende Angehörige von älteren, pflegebedürftigen Menschen, die sich momentan vor der Heimaufnahme befinden oder deren pflegebedürftiges Familienmitglied vor kurzem in eine Alten- und Pflegeeinrichtung im Bremer Raum gezogen ist.

Umgang mit den Daten:

Alle gesammelten Daten werden anonymisiert und können in keiner Weise Rückschlüsse auf die interviewten Personen oder Alten- und Pflegeeinrichtungen geben. Die auf Tonband aufgenommenen Dateien werden verschlossen aufbewahrt und für Dritte unzugänglich gemacht. Die Audiodateien werden nach der Transkription gelöscht, nur die anonymisierten Transkripte bleiben aufbewahrt. Zugang zu diesen Daten haben nur die Studierende und Frau Prof. Dr.   (Dozentin der Universität Bremen, Tel.:   ). Die Ergebnisse des Forschungsvorhabens werden in einem Projektbericht festgehalten.

Das Interview dauert voraussichtlich ca. 1 Stunde und findet an einem ruhigen Ort Ihrer Wahl statt.

Für weitere Fragen stehe ich Ihnen selbstverständlich zur Verfügung. Ebenso lasse ich Ihnen nach Abgabe der Projektarbeit gerne ein Exemplar zukommen.

Ich freue mich sehr über Ihre Teilnahme!

So erreichen Sie mich:
Auf dem Handy   oder zu Hause   . Gerne rufe ich Sie zurück!

Sie können auch per E-Mail Kontakt zu mir aufnehmen:

Mit freundlichen Grüßen,

D) Einverständniserklärung der Interviewpartner

Universität Bremen
Studiengang: M.A. Public Health/Pflegewissenschaft
Studentin: Lydia Neubert
Kontakt: ███████████████████████

Einverständniserklärung für InterviewpartnerInnen

im Rahmen des Vorhabens:

Das Empfinden von pflegenden Angehörigen während der Wartezeit auf einen Heimplatz für ein pflegebedürftiges Familienmitglied

Einverständniserklärung

Die Teilnahme an diesem Interview ist freiwillig. Sie können Ihr Einverständnis jederzeit, ohne Nachteile befürchten zu müssen, widerrufen.

Das Interview soll mittels eines digitalen Aufnahmegerätes aufgezeichnet werden, die Aufzeichnung Ihres Interviews wird anonymisiert.

Lediglich die genannte Studierende und Frau Prof. ███████████ haben Zugang zu den Daten. Die anonymisierten schriftlichen Daten können im Rahmen der Lehrveranstaltung an der Universität Bremen vorgestellt werden und werden in einem abschließenden Projektbericht festgehalten.

Die Teilnahme an einem Interview wird finanziell nicht vergütet. Mit der Teilnahme sind für Sie keine Kosten verbunden.

_____   _____
Ort, Datum   Ansprechpartnerin

Die Studie wurde mir erklärt.

Ich nehme freiwillig an dem Interview teil.

Ich habe die Gelegenheit, Nachfragen zu stellen, mich jederzeit aus der Untersuchung zurückzuziehen und weiß, dass mir von Lydia Neubert oder Frau Prof. ███████████ auch zukünftig auftretende Fragen beantwortet werden.

_____   _____
Ort, Datum   TeilnehmerIn

E) Transkriptionsverfahren und -regeln

Die Interviews wurden mittels der Transkriptionssoftware f4 wörtlich transkribiert, wobei das Transkriptionsniveau relativ einfach gehalten wurde. Gesprochene Dialekte sind weitgehend ins Hochdeutsche übersetzt und Wortverschleifungen („'n" statt „ein") werden nicht transkribiert. Interpunktionen („," und „.") folgen den schriftdeutschen Grammatikregeln an Stellen, an denen die Interviewpartner beispielsweise durch ein Absenken der Stimme Sprechpausen oder Satzenden signalisieren Die Sinneinheiten des Gesprochenen werden dabei eingehalten. Sätze mit fehlerhafter Syntax bleiben unverändert. Verständnissignale des nicht Sprechenden (meist die Interviewerin) wie „Mhm" oder „ah" werden nur transkribiert, wenn sie zum Gesprächsverlauf beitragen oder merklich Pausen im Gesprächsfluss markieren. In den Transkripten entspricht jeder Absatz einem Sprecherbeitrag und endet mit einer Zeitmarke. Die folgende Tabelle zeigt die weiteren, verwendeten Transkriptionsregeln.

Zeichen	Bedeutung
I:	Kennzeichnung interviewende Person
BX:	Kennzeichnung Interviewpartner*in (X=Kennnummer)
Mhm	Bestätigung, Zeichen der Aufmerksamkeit
WORT, WOrt	Auffällige Betonung eines Wortes oder von Buchstaben
Wort/	Kurzes Absetzten, Stocken, abgebrochenes Wort
Wort:	Gedehntes Sprechen
(unv.)	Unverständlich
//Wort//	Sprecherüberlappung
„Aussage"	Zitat wörtlicher Rede
[Ereignis]	Nichtsprachliche Handlung, z. B. [Schweigen]
(paraverbale Äußerungen)	Begleiterscheinungen des Sprechens, z. B. (lachend), (lacht)
[dieser]	Verändert durch die Autorin zur Sicherung der Anonymität der Interviewpartner oder eine eingeschobene Erklärung
(...)	Pause von jeweils einer Sekunde pro Punkt, ab mehr als 4 Sekunden wird die Pause als ganze Zahl angegeben, z. B. (6)
#00:00:00-0#	Zeitabschnitt des Bandes am Ende des Sprachabschnitts

Printed in the United States
By Bookmasters